Immunglobuline in der Neurologie in Fallbeispielen

UNI-MED

UNI-MED Verlag AG
Bremen - London - Boston

Stangel, Martin:
Immunglobuline in der Neurologie in Fallbeispielen/Martin Stangel.-
1. Auflage - Bremen: UNI-MED, 2012

Printed in Europe

UNI-MED. Die beste Medizin.

In der Reihe UNI-MED SCIENCE werden aktuelle Forschungsergebnisse zur Diagnostik und Therapie wichtiger Erkrankungen "state of the art" dargestellt. Die Publikationen zeichnen sich durch höchste wissenschaftliche Kompetenz und anspruchsvolle Präsentation aus. Die Autoren sind Meinungsbildner auf ihren Fachgebieten.

Vorwort und Danksagung

Die Therapie mit Immunglobulinen ist mittlerweile eine etablierte immunmodulatorische Therapie bei verschiedensten vermeintlich autoimmun vermittelten Erkrankungen. Im neurologischen Fachgebiet stehen die Immunneuropathien im Mittelpunkt, wo kontrollierte klinische Studien die Wirksamkeit evidenzbasiert belegt haben. Dies hat zur Zulassung von IVIG für die Therapie des Guillain-Barré-Syndroms, der chronisch inflammatorischen demyelinisierenden Polyneuropathie (CIDP) und der multifokalen motorischen Neuropathie (MMN) geführt. Hier sind IVIG in den Therapiealgorithmen zum Teil bereits Mittel der ersten Wahl. Durch die Zulassung von IVIG ist die Anwendung nicht mehr nur noch spezialisierten Zentren vorbehalten, sondern es erfolgt eine breite Anwendung, nicht nur im stationären, sondern auch im ambulanten Bereich. In aller Regel werden Immunglobuline zur Immunmodulation intravenös appliziert (IVIG), erste Studien zeigen aber auch eine Wirksamkeit bei subkutaner Applikation (SCIG).

Für den praktisch tätigen Neurologen ist der Umgang mit IVIG daher wichtig. Und die Praxis lernt man am besten an praktischen Beispielen. Diese werden anhand von Fallberichten bei verschiedenen Indikationen in unterschiedlichen klinischen Situationen in diesem Buch gegeben. Hier werden sowohl die typischen Verläufe aber auch unklare klinische Fragen und Differentialdiagnosen besprochen und der Einsatz von IVIG erörtert.

Neben den praxisorientierten Fallbeispielen werden die wichtigsten Studien zu IVIG, das Nebenwirkungsprofil, die klassischen und etablierten Indikationen, aber auch sinnvolle off-label-Indikationen vorgestellt. In einer Reihe von tabellarischen Darstellungen werden die für die Praxis wichtigen Untersuchungen, Differentialdiagnosen und Diagnosekriterien übersichtlich präsentiert.

Insgesamt beabsichtigt dieses Buch, in einer komprimierten Darstellung die wichtigsten Fakten zur Immunglobulintherapie bei neurologischen Erkrankungen zu präsentieren, um ein schnelles Nachschlagen zu ermöglichen. Gleichzeitig wird die klinisch-praktische Situation anhand der Fallberichte verdeutlicht. Ich hoffe, dass dieses Konzept eine Hilfe für den klinisch tätigen Neurologen darstellt.

Hannover, im August 2012 *Martin Stangel*

Autoren

Herausgeber

Univ. Prof. Dr. med. Martin Stangel
Leiter Abt. Klinische Neuroimmunologie und Neurochemie
Klinik für Neurologie
Medizinische Hochschule Hannover
Carl-Neuberg-Str. 1
30625 Hannover

Kap. 1.-3., 4.2., 4.4., 4.7., 4.9.

Coautoren

Dr. med. Christian Geis
Neurologische Klinik der Universität Würzburg
Josef-Schneider-Str. 11
97080 Würzburg

Kap. 4.11.

Prof. Dr. med. Bernd Kieseier
Neurologische Klinik
Heinrich-Heine-Universität
Moorenstr. 5
40225 Düsseldorf

Kap. 4.1., 4.3.

Priv.-Doz. Dr. med. Ralf Linker
Neurologische Klinik
Universitätsklinikum Erlangen
Schwabachanlage 6
91054 Erlangen

Kap. 4.6., 4.10.

Prof. Dr. med. Mathias Mäurer
Chefarzt für Neurologie
Caritas Krankenhaus Bad Mergentheim
Uhlandstr. 7
97980 Bad Mergentheim

Kap. 4.5., 4.8.

Prof. Dr. med. Claudia Sommer
Neurologische Klinik der Universität Würzburg
Josef-Schneider-Str. 11
97080 Würzburg

Kap. 4.11.

Inhaltsverzeichnis

Immunmodulation durch Immunglobuline – allgemeine Aspekte

1. Immunmodulation durch Immunglobuline – allgemeine Aspekte

1.1. Was sind hochdosierte Immunglobuline?

Hochdosierte Immunglobuline sind konzentrierte Präparate von normalen Immunglobulinen, die von gesunden Spendern gewonnen und aufgereinigt werden. Die meisten Präparate werden von mehr als 1000 Spendern gepoolt und dann je nach Hersteller auf unterschiedliche Arten aufgereinigt (Schaffer and Blanché-Ganter 1998). Dieser Herstellungsprozess unterscheidet sich zwischen den zugelassenen Präparaten ebenso wie der in jedem Präparat enthaltene Stabilisator (☞ Tab. 1.1). Die meisten Präparate enthalten fast ausschließlich IgG, wobei die IgG-Subgruppenverteilung zwischen den Präparaten variiert (☞ Tab. 1.1). Eine Ausnahme bildet das Pentaglobin®, welches bis zu je 6 % IgA und IgM enthält. Wesentliche funktionelle Unterschiede zwischen den Präparaten bestehen aus wissenschaftlicher Sicht wahrscheinlich kaum, auch wenn dies bislang nicht in klinischen Studien untersucht wurde. Bei einem *in vitro* Modell für Immunneuropathien zeigten sich jedenfalls keine Unterschiede (Zhang et al. 2006). Allerdings können Zusammensetzung und Stabilisator wichtige Parameter zur Auswahl eines bestimmen Präparates sein. So sollen bei Patienten mit bekanntem IgA-Mangel (einem der häufigsten angeborenen Immundefekte mit einer Frequenz in Europa von ca. 1:200-1:800 (Driessen and van der Burg 2011)) zur Vermeidung von allergischen Reaktionen aufgrund von anti-IgA-Antikörpern Präparate mit möglichst niedrigem IgA-Gehalt eingesetzt werden. Auch können einige Stabilisatoren zu unerwünschten Nebenwirkungen führen, so ist z.B. ein Glukose-haltiges Präparat bei Patienten mit gleichzeitig vorhandenem Diabetes mellitus ungünstig.

Die meisten verfügbaren Präparate werden intravenös (i.v.) appliziert, daher hat sich auch der Begriff IVIG (für: intravenöse Immunglobuline) weitestgehend durchgesetzt. Für diese wurde 1981 auch erstmals eine immunmodulatorische Wirkung nachgewiesen (Imbach et al. 1981). In den letzten Jahren wurden insbesondere bei der Substitutionstherapie von IgG vermehrt auch subutane (s.c.) Präparate erfolgreich eingesetzt (Kittner et al. 2006). Erste Studien zeigen, dass s.c. IgG (SCIG) auch immunmodulatorisch wirksam zu sein scheinen (Harbo et al. 2009, Harbo et al. 2010). Größere Studien stehen hier jedoch noch aus.

Die Zulassung für IVIG besteht für alle Präparate für das Guillain-Barré-Syndrom (GBS). Zur Behandlung der chronisch entzündlichen demyelinisierenden Polyneuropathie (CIDP) ist derzeit (Stand Frühjahr 2012) ausschließlich das Präparat Gamunex® zugelassen. Für die Therapie der multifokalen motorischen Neuropathie (MMN) ist in Deutschland das Präparat Kiovig® zugelassen. Für alle anderen Indikationen in der Neurologie sind sowohl die IVIG- als auch die SCIG-Präparate "off-label".

1.2. Wie werden Immunglobuline verabreicht?

Zur Immunmodulation werden Immunglobuline im Allgemeinen hochdosiert intravenös appliziert, als sogenannte IVIG (s.o.). Die Dosierung beträgt meist je 0,4 g/kg Körpergewicht auf 5 aufeinanderfolgenden Tagen. Diese Dosis ist historisch entstanden, da sie bei der ersten Studie, die den immunmodulatorischen Effekt von IVIG aufgezeigt hat, eingesetzt wurde (Imbach et al. 1981). Später hat sich diese Dosierung bei verschiedenen neurologischen Autoimmunerkrankungen als geeignet herausgestellt, so z.B. beim Guillain-Barrè-Syndrom (Raphael et al. 2001). Dabei ist die Verteilung auf 5 Tage nicht zwingend erforderlich, es können auch höhere Dosierungen pro Tag gewählt werden, z.B. je 1 g/kg Körpergewicht an 2 Tagen, so dass die Gesamtdosis von 2 g/kg Körpergewicht gleich bleibt. Hierbei muss allerdings die sehr lange Infusionszeit pro Tag bedacht werden und es scheint bei den höheren Dosen pro Tag auch häufiger zu unerwünschten Nebenwirkungen zu kommen (Sorensen et al. 1998, Donofrio et al. 2010).

Bei einigen chronischen Erkrankungen, wie z.B. der chronisch entzündlichen demyelinisierenden Polyneuropathie (CIDP), wird diese Dosis als Loading eingesetzt und in der Folge mit niedrigeren Dosierungen weiterbehandelt. Hierbei müssen die

Präparat	Anwendung	Konzentration (mg/ml)	IgG-Subklassen (%)				IgA (g/l)	IgM (g/l)	Stabilisator
			IgG1	IgG2	IgG3	IgG4			
Beriglobin®[1]	s.c. oder i.m.	160	61	38	5	6	1,7		Glyzin
Flebogamma DIF® 5 %	i.v.	50	66,6	28,5	2,7	2,2	<0,05		Sorbitol
Flebogamma DIF® 10 %	i.v.	100	66,6	27,9	3,0	2,5	<0,01		Sorbitol
Gammagard S/D®	i.v.	50	≥56,9	≥16	≥3,3	≥0,3	≤0,003		Glyzin Glukose
Gammanorm®	s.c., i.m.	165	59	36	4,9	0,5	<0,0825		Glyzin
Gamunex® 10 %	i.v.	100	62,8	29,7	4,8	2,7	≤0,084		Glyzin
Hizentra®	s.c., i.m.	200	62-74	22-34	2-5	1-3	<0,05		Prolin
Intratect®	i.v.	50	~57	~37	~3	~3	<2		Glyzin
Kiovig®	i.v.	100	≥56,9	≥26,6	≥3,4	≥1,7	<0,14		Glyzin
Octagam 5 %®	i.v.	50	~60	~32	~7	~1	≤0,2	≤0,1	Maltose
Octagam 10 %®	i.v.	100	~60	~32	~7	~1	≤0,4	≤0,3	Maltose
Pentaglobin®	i.v.	50	~63	~26	~4	~7	6	6	Glukose
Privigen®	i.v.	100	67,8	28,7	2,3	1,2	≤0,025		L-Prolin
Subcuvia®	s.c., i.m.	160	45-75	20-45	3-10	2-8	<4,8		Glyzin
Vivaglobin®	s.c.	160	61	28	5	6	<1,7		Glyzin

Tab. 1.1: Immunglobulinpräparate in Deutschland nach Rote Liste 2012/Fachinfo.
[1] Enthält mind. 100 IE Antikörper gegen Hepatitis A, auch zur Prophylaxe bei Hepatitis-A-Exposition zugelassen.

genaue Dosis und das Behandlungsintervall individuell bestimmt werden (Rajabally et al. 2006).

Bei der Gabe von IVIG ist zu beachten, dass es sich um einen Blutbestandteil handelt und daher die Anwendung dem Transfusionsgesetz unterliegt. Es müssen daher die entsprechenden gesetzlichen Richtlinien zur Dokumentation (Patientenidentifikation, Aufklärung, Hersteller, Chargennummer, Datum/Zeit der Verabreichung) eingehalten werden. In Kliniken müssen auch Systeme zur Qualitätssicherung vorhanden sein (Transfusionskommission).

In den letzten Jahren wurde mehrfach die erfolgreiche s.c. Gabe von Immunglobulinen bei neurologischen Autoimmunerkrankungen, insbesondere bei Immunneuropathien, berichtet (Eftimov et al. 2009, Harbo et al. 2008, Harbo et al. 2009, Koller et al. 2006, Misbah et al. 2011). Derzeit werden mehrere Studien durchgeführt, die diese Applikationsart bei CIDP und multifokaler motorischer Neuropathie (MMN) prüft. In Einzelfällen werden auch jetzt schon Patienten auf SCIG eingestellt. Bei der Umstellung von IVIG auf SCIG wird die i.v. Dosierung pro Woche über die letzten 3 Monate kalkuliert. In der ersten Woche erhalten die Patienten 25 % der wöchentlichen i.v. Dosis, gefolgt von 50 % in der 2. Wochen, und 100 % ab der 3. Woche (Misbah et al. 2011). Die Vorteile der SCIG sind die geringeren Schwankungen im IgG-Spiegel, weniger systemische Nebenwirkungen, die für den Patienten angenehme Anwendung zu Hause und letztlich auch die geringeren Präparatkosten. Nachteilig ist die häufigere Applikation (oft mehrmals wöchentlich), lokale Reaktionen an den Infusionsstellen und die Limitation in der Applikationsmenge.

1.3. Worauf muss geachtet werden? Präparateauswahl, Nebenwirkungen, Kontrollen

In Deutschland sind derzeit 9 IVIG-Präparate und 5 SCIG-Präparate erhältlich (☞ Tab. 1.1). Bei der CIDP und bei der MMN sind jeweils nur ein Präparat zugelassen (Gamunex® bzw. Kiovig®, Stand

Frühjahr 2012), so dass bei diesen Indikationen letztlich das Präparat hierdurch vorgegeben ist. Beim GBS jedoch sind alle IVIG-Präparate zugelassen und auch bei den (gesicherten) Off-label-Indikationen wie z.B. Myasthenia gravis kann prinzipiell jedes Präparat eingesetzt werden. Die klinische Wirksamkeit ist wahrscheinlich vergleichbar, auch wenn keine klinischen "head-to-head"-Studien vorliegen. Ein wesentlicher Unterschied sind die in den Präparaten enthaltenen Stabilisatoren (☞ Tab. 1.1). Diese können bei der Auswahl des Präparates von Bedeutung sein. So tritt ein akutes Nierenversagen durch osmotische Schädigung mit akuter tubulärer Nekrose und isometrischer tubulärer Vakuolisierung als Nebenwirkung der IVIG im Wesentlichen nur bei Präparaten auf, die Saccharose oder Maltose enthalten (Ahsan 1998,Hansen-Schmidt et al. 1996, Khalil et al. 2000). Daher enthalten die neueren, 10 %igen IVIG-Präparate in aller Regel Aminosäuren (Glyzin oder Prolin) als Stabilisator. Bei Patienten mit einer renalen Insuffizienz sollte dies bei der Auswahl des Präparates entsprechend berücksichtigt werden. Auch enthalten einige Präparate Glukose, so dass diese nicht bei Patienten mit gleichzeitig bestehendem Diabetes mellitus verabreicht werden sollten.

Einige der schon länger auf dem Markt befindlichen Präparate liegen in lyophilisierter Form vor. Hier muss darauf geachtet werden, dass keine Aggregate mehr vorliegen, die über eine Aktivierung des Immunsystems zu Nebenwirkungen führen. Die neueren, flüssigen Präparate sind in der Anwendung diesbezüglich einfacher.

Mit dem zunehmend breiten Einsatz von IVIG wurde auch eine Vielzahl von Nebenwirkungen beschrieben. Im Allgemeinen werden IVIG als sichere, nebenwirkungsarme Therapie eingeschätzt (Katz et al. 2007, Nadeau et al. 2010, Stangel et al. 1997). Dennoch kann eine Vielzahl von Nebenwirkungen eintreten. Diese können sehr leicht und ohne weitere Konsequenzen verlaufen (z.B. Kopfschmerzen, Myalgien, Schüttelfrost), allerdings können auch potentiell schwere Nebenwirkungen (Herzinfarkt, Thrombose, akutes Nierenversagen, anaphylaktische Reaktion) auftreten (☞ Tab. 1.2).

Allgemeinreaktionen	• Kopfschmerzen • Rückenschmerzen • Gliederschmerzen • Myalgien • Arthralgien • Fieber • Schüttelfrost • Abgeschlagenheit • Übelkeit
Allergische Reaktionen	• Anaphylaktische Reaktion
Kreislaufbeschwerden und kardiale Komplikationen	• Tachykardie • Hypo-/Hypertonie • Herzinfarkt[1]
Thromboembolische Komplikationen[1]	• Beinvenenthrombose • Schlaganfall • Sinusvenenthrombose
Renale Nebenwirkungen	• Akutes Nierenversagen[2]
Hepatische Nebenwirkungen	• Erhöhung der Leberenzyme
Hämatologische Komplikationen	• Hämolytische Anämie • Neutropenie • Leukopenie
Neurologischen Komplikationen	• Aseptische Meningitis[3] • Reversible Enzephalopathie
Dermatologische Komplikationen	• Ekzem
Übertragung infektiöser Erkrankungen	• Hepatitis C[4]
Weitere seltene Nebenwirkungen[5]	• Immunkomplexarthritis • Eosinophile Myokarditis • Uveitis • Alopezie • Hyponatriämie

Tab. 1.2: Beschriebene Nebenwirkungen durch IVIG.
[1] Meist mit Risikofaktoren für diese Nebenwirkung verbunden; [2] Bei Präparaten mit Saccharose oder Maltose als Stabilisator; [3] Immer ohne Folgen ausgeheilt, so dass dies keine schwerwiegende Nebenwirkung darstellt; [4] Seit Umstellung der Herstellungsverfahren vor einigen Jahren nicht mehr aufgetreten; [5] Einzelne Fallberichte, Häufigkeit und Kausalität mit IVIG nicht sicher geklärt.

Je nach Nebenwirkung kann diese unmittelbar noch während der Infusion auftreten oder aber z.T. erst Wochen nach der Infusion (☞ Tab. 1.3), wobei eine Infektion mit Hepatitis C seit Umstellung der Herstellungsverfahren vor einigen Jahren nicht mehr aufgetreten ist. Insgesamt wird heutzutage die Virussicherheit von IVIG als hoch angesehen (Ballow 2007), auch wenn eine Übertragung von infektiösen Partikeln bei biologischen Produkten natürlich nie komplett ausgeschlossen werden kann.

Zeitraum	Nebenwirkung
Während der Infusion	• Kopfschmerz • Übelkeit • Fieber • Myalgien • Herzrhythmusstörungen • Blutdruckschwankungen • Anaphylaktische Reaktionen
Stunden bis Tage nach der Infusion	• Nierenversagen • Thrombosen • Herzinfarkt/Schlaganfall • Hämolyse • Leberwerterhöhung • Ekzem
Wochen nach der Infusion	• Hepatitis C

Tab. 1.3: Zeitliches Auftreten von Nebenwirkungen durch IVIG.

Oft bestehen Risikofaktoren für verschiedene Nebenwirkungen (☞ Tab. 1.4), daher ist eine gründliche Anamnese erforderlich und gegebenenfalls auch entsprechende Vorsichtsmaßnahmen zu ergreifen (z.B. PTT-wirksame Vollheparinisierung bei immobilen Patienten zur Prävention von tiefen Beinvenenthrombosen). Schwere Komplikationen treten selten auf und sind oft mit Vor-/Begleiterkrankungen bzw. Risiken dafür assoziiert. Leichte Nebenwirkungen wie z.B. Kopfschmerzen treten jedoch häufig bei bis zu 30 % der Patienten auf (Stangel et al. 2003).

Begleiterkrankung	Risiko für	Prävention/Therapie
Niereninsuffizienz	Akutes Nierenversagen	Präparat ohne Succhrose oder Maltose. Ggf. Dialyse
Koronare Herzkrankheit	Herzinfarkt	
Herzinsuffizienz	Hypotonie/ Herzinsuffizienz	Langsame Volumengabe
Lebererkrankung	Leberenzymerhöhung	
Diabetes mellitus	Diabetische Entgleisung	Präparat ohne Glukose
Migräne	Kopfschmerzen	Langsame Infusionsgeschwindigkeit/Infusion stoppen
IgA-Mangel	Anaphylaktische Reaktion	Präparat mit niedrigem IgA Gehalt
Immobilisierung	Thrombose	Antikoagulation

Tab. 1.4: Risikofaktoren für Nebenwirkungen unter der Therapie mit IVIG.

Zur Prävention und Erkennung von Nebenwirkungen wird neben der klinischen Beobachtung des Patienten die Bestimmung einiger Laborparameter empfohlen (☞ Tab. 1.5).

Laborparameter	Nebenwirkung
Blutbild	• Hämolytische Anämie • Neutropenie • Leukopenie
ALT, AST, γGT, AP, Billirubin	• Leberfunktionsstörung • Hepatitis C
Kreatinin, Harnstoff, Elektrolyte, Harnstatus	• Nierenversagen
CK, Troponin	• Herzinsuffizienz • Herzinfarkt
Blutzucker	• Diabetes mellitus
Hepatitis Serologie/PCR	• Hepatitis[1]
IgA	• Anaphylaktische Reaktion[2]

Tab. 1.5: Empfohlene Laborbestimmungen vor/unter der Therapie mit IVIG.
[1] Seit Umstellung der Herstellungsverfahren sind keine neuen Fälle mit Hepatitis C Infektion mehr aufgetreten, Bestimmung vor Therapie daher nicht erforderlich, lediglich bei begründetem Verdacht; [2] Allgemeine Bestimmung vor der Therapie wird von den meisten Autoren nicht empfohlen (Stangel and Gold 2004).

1.4. Wie wirken hochdosierte intravenöse Immunglobuline?

Eine Vielzahl von immunmodulatorischen Effekten wurden für IVIG beschrieben (Übersicht in (Jacob and Rajabally 2009, Kazatchkine and Kaveri 2001, Misra et al. 2005, Stangel and Pul 2006) und Tab. 1.6). Praktisch jede Stufe des Immunsystems kann potentiell beeinflusst werden, wobei viele Mechanismen ausschließlich *in vitro* und nicht *in vivo* beschrieben wurden. Neuere Arbeiten deuten zumindest experimentell auf einen Mechanismus hin, der über ein komplexes Netzwerk von aktivierenden und dem inhibierenden Fcγ-Rezeptor IIB vermittelt wird (Nimmerjahn and Ravetch 2008). In diesem Modell spielen insbesondere sialylierte Fc-Teile der IVIG (ca. 1-2 %) eine wichtige Rolle (Anthony et al. 2011, Kaneko et al. 2006). Allerdings scheinen Unterschiede in der zellulären Expression der erforderlichen Rezeptoren für die sialylierten Fc-Teile zwischen Maus und Mensch zu bestehen (Bayry et al. 2009), so dass eine direkte Übertragung vom Tiermodell auf humane Erkrankungen schwierig erscheint.

Wahrscheinlich sind bei den unterschiedlichen Autoimmunerkrankungen auch unterschiedliche Mechanismen für die Wirkung der IVIG hauptverantwortlich. So bestehen z.B. bei der MMN mehrere Hinweise darauf, dass IVIG mit der anti-GM1-IgM-vermittelten Komplementablagerung interferieren (Piepers et al. 2010, Yuki et al. 2011).

Immunkompartiment	Wirkweise
Komplementsystem	• Binden der Komplementfaktoren C1q, C3b, C4 • Erhöhung des Abbaus von Komplement C3b • Neutralisierung der Anaphylatoxine C3a und C5a • Dadurch verminderte Ablagerung des Membranattack-Komplexes
Antiidiotypisches Netzwerk	• Antiidiotypische Bindung von Autoantikörpern • Wiederherstellung der Homöostase durch natürliche Autoantikörper mit niedriger Affinität
Antikörper-katabolismus	• Erhöhung des Katabolismus durch Bindung an FcRn • Hemmung der Antikörperproduktion durch Wirkung auf B-Zellen
Makrophagen	• Blockade von Fc-Rezeptoren; dadurch Hemmung der Phagozytose • Beeinflussung der Zytokin- und NO-Produktion (über FcR) • Hochregulation des inhibitorischen FcγRIIB • Hemmung von dendritischen Zellen
T-Zellen	• Antikörper gegen T-Zell-Rezeptor-β-Ketten • Antikörper gegen CD4 und CD8 • Antikörper gegen MHC-Moleküle • Antikörper gegen Superantigene • Antikörper gegen Chemokinrezeptor CCR5 • Expansion von regulatorischen T_{reg}
B-Zellen	• Antiidiotypische Antikörper erkennen membranständige B-Zell-Rezeptoren • Über Fc-Rezeptoren Hemmung der Antikörperproduktion • Anti-CD5-Antikörper erkennen Subpopulation von B-Zellen • Beeinflussung der Differenzierung von B-Zellen • Induktion von Apoptose in B-Zellen • Antikörper gegen BAFF (B cell activating factor of the TNF family) • Mobilisierung von unreifen Plasmazellen
Zytokine	• Modulation der Zytokinsekretion in verschiedenen Zellen • Antikörper gegen IL-1α, IL-6, IFNα, IFNβ • Enthalten geringe Mengen TGFβ
Adhäsion und Zellmigration	• Expression von ICAM-1 und VCAM-1 auf Endothelzellen inhibiert • Antikörper gegen das RGD-Motiv (für Zellmigration erforderlich) • Expression von VLA-4 auf dendritischen Zellen gehemmt
Zelltod	• Hemmung von Apoptose durch Blockade von FAS (CD95) am Zielgewebe • Induktion von Apoptose in Immunzellen durch Bindung an FAS • Induktion von Apoptose über Antikörper gegen Siglec-9 • Hemmung des zytotoxischen Effektes von TNFα

Tab. 1.6: Immunmodulatorische Wirkmechanismen von IVIG.

1.5. Literatur

Ahsan, N. Intravenous immunoglobulin induced-nephropathy: a complication of IVIG therapy. J Nephrol 1998;11:157-161.

Anthony, R.M., Kobayashi, T., Wermeling, F., Ravetch, J.V. Intravenous gammaglobulin suppresses inflammation through a novel T(H)2 pathway. Nature 2011;475: 110-3.

Ballow, M. Safety of IGIV therapy and infusion-related adverse events. Immunol Res 2007;38:122-132.

Bayry, J., Bansal, K., Kazatchkine, M.D., Kaveri, S.V. DC-SIGN and a2,6-sialylated IgG Fc interaction is dispensible for the anti-inflammatory activity of IVIg on human dendritic cells. Proc Natl Acad Sci 2009:106 E24.

Donofrio PD, Bril V, Dalakas MC, Deng C, Hanna K, Hartung HP, Hughes R, Latov N, Merkies I, van Doorn P; IGIV-C CIDP Efficacy (ICE) Study Group: Safety and tolerability of immune globulin intravenous in chronic inflammatory demyelinating polyradiculoneuropathy. Arch Neurol 2010;67(9):1082-8.

Driessen, G., van der Burg, M. Educational paper: primary antibody deficiencies. Eur J Pediatr 2011;170:693-702.

Eftimov, F., Vermeulen, M., de Haan, R.J., van den Berg, L.H., van Schaik, I.N. Subcutaneous immunoglobulin therapy for multifocal motor neuropathy. J Peripher Nerv Syst 2009;14:93-100.

Hansen-Schmidt, S., Silomon, J., Keller, F. Osmotic nephrosis due to high-dose immunoglobulin therapy containing sucrose (but not with glycine) in a patient with immunoglobulin A nephritis. Am J Kidney Dis 1996;28:451-453.

Harbo, T., Andersen, H., Hess, A., Hansen, K., Sindrup, S., Jakobsen, J. Subcutaneous Versus Intravenous Infusion of Immunoglobulin in Multifocal Motor Neuropathy: A Randomized Single-Blinded Cross-Over Study. Neurology 2008;70(suppl. 1):A405-A406.

Harbo, T., Andersen, H., Hess, A., Hansen, K., Sindrup, S.H., Jakobsen, J. Subcutaneous versus intravenous immunoglobulin in multifocal motor neuropathy: a randomized, single-blinded cross-over trial. Eur J Neurol 2009;16 631-638.

Harbo, T., Andersen, H., Jakobsen, J. Long-term therapy with high doses of subcutaneous immunoglobulin in multifocal motor neuropathy. Neurology 2010;75:1377-1380.

Imbach, P., Barandun, S., d'Apuzzo, V., Baumgartner, C., Hirt, A., Morell, A., Rossi, E., Schîni, M., Vest, M., Wagner, H.P. High-dose intravenous gammaglobulin for idiopathic thrombocytopenic purpura in childhood. Lancet 1981;1:1228-1231.

Jacob, S., Rajabally, Y.A. Current proposed mechanisms of action of intravenous immunoglobulins in inflammatory neuropathies. Current Neuropharmacol 2009;7: 337-342.

Kaneko, Y., Nimmerjahn, F., Ravetch, J.V. Anti-inflammatory activity of immunoglobulin G resulting from sialylation. Science 2006;313:670-673.

Katz, U., Achiron, A., Sherer, Y., Shoenfeld, Y. Safety of intravenous immunoglobulin (IVIG) therapy. Autoimmun Rev 2007;6:257-259.

Kazatchkine, M.D., Kaveri, S.V. Immunomodulation of autoimmune and inflammatory diseases with intravenous immune globulin. N Engl J Med 2001;345:747-755.

Khalil, M., Shin, H.J., Tan, A., DuBose, T.D., Jr., Ordonez, N., Katz, R.L. Macrophagelike vacuolated renal tubular cells in the urine of a male with osmotic nephrosis associated with intravenous immunoglobulin therapy. A case report. Acta Cytol 2000;44:86-90.

Kittner, J.M., Grimbacher, B., Wulff, W., JÑger, B., Schmidt, R.E. Patients' attitude to subcutaneous immunoglobulin substitution as home therapy. J Clin Immunol 2006;26:400-405.

Koller, H., Schroeter, M., Feischen, H., Hartung, H.P., Kieseier, B.C. Subcutaneous self-infusions of immunoglobulins as a potential therapeutic regimen in immune-mediated neuropathies. J Neurol 2006;253:1505-1506.

Misbah, S.A., Baumann, A., Fazio, R., Dacci, P., Schmidt, D.S., Burton, J., Sturzenegger, M. A smooth transition protocol for patients with multifocal motor neuropathy going from intravenous to subcutaneous immunoglobulin therapy: an open-label proof-of-concept study. J Periph Nerv Syst 2011;16:92-97.

Misra, N., Bayry, J., Ephrem, A., Dasgupta, S., Delignat, S., Duong Van Huyen, J.P., Prost, F., Lacroix-Desmazes, S., Nicoletti, A., Kazatchkine, M.D., Kaveri, S.V. Intravenous immunoglobulin in neurological disorders: A mechanistic perspective. J Neurol 2005;252(suppl 1):I/1-I/6.

Nadeau, J.O., Bhibhatbhan, A., McDougall, D., Toth, C. Identification and comparison of adverse events for preparations of IVIG in patients with neuromuscular diseases. Clin Neurology Neurosurg 2010;112: 467-469.

Nimmerjahn, F., Ravetch, J.V. Anti-Inflammatory Actions of Intravenous Immunoglobulin. Annu.Rev. Immunol 2008;26:513-533.

Piepers, S., Jansen, M.D., Cats, E.A., van Sorge, N.M., van den Berg, L.H., van der Pol, W.L. IVIg inhibits classical pathway activity and anti-GM1 IgM-mediated complement deposition in MMN. J Neuroimmunol 2010; 229:256-262.

Rajabally, Y.A., Seow, H., Wilson, P. Dose of intravenous immunoglobulins in chronic inflammatory demyelinating polyneuropathy. J Periph Nerv Syst 2006;11:325-329.

Raphael, J.C., Chevret, S., Harboun, M., Jars-Guincestre, M.C. Intravenous immune globulins in patients with Guillain-Barre syndrome and contraindications to plasma exchange: 3 days versus 6 days. J Neurol Neurosurg Psychiatry 2001;71:235-238.

Schaffer, C., Blanché-Ganter, E. Qualität polyvalenter Immunglobuline. Krankenhauspharmazie 1998;19, 280-286.

Sorensen, P.S., Wanscher, B., Jensen, C.V., Schreiber, K., Blinkenberg, M., Ravnborg, M., Kirsmeier, H., Larsen, V.A., Lee, M.L. Intravenous immunoglobulin G reduces MRI activity in relapsing multiple sclerosis. Neurology 1998;50:1273-1281.

Stangel, M., Hartung, H.P., Marx, P., Gold, R. Side effects of high dose intravenous immunoglobulins. Clin Neuropharmacol 1997;20:385-393.

Stangel, M., Kiefer, R., Pette, M., Smolka, M.N., Marx, P., Gold, R. Side effects of intravenous immunoglobulins in neurological autoimmune disorders: a prospective study. J Neurol 2003;250:818-821.

Stangel, M., Gold, R. Einsatz von i.v. Immunglobulinen in der Neurologie. Ein evidenzbasierter Konsens. Nervenarzt 2004;75:801-815.

Stangel, M., Pul, R. Basic principles of intravenous immunglobulin IVIg) treatment. J Neurol 2006;253 (Suppl 5):V/18-V/24.

Yuki, N., Watanabe, H., Nakajima, T., Spath, P.J. IVIG blocks complement deposition mediated by anti-GM1 antibodies in multifocal motor neuropathy. J Neurol Neurosurg Psychiatry 2011;82:87-91.

Zhang, G., Lopez, P.H.H., Sheikh, K.A. Comparison of different brands of IVIg in an in vitro model of immune neuropathy. J Neuroimmunol 2006;173:200-203.

Etablierte Indikationen von IVIG

2. Etablierte Indikationen von IVIG

In der Neurologie werden IVIG seit mittlerweile fast 20 Jahren im klinischen Alltag eingesetzt. Dabei konnte für einige Erkrankungen die Wirksamkeit in großen kontrollierten Studien aufgezeigt werden. Dies hat dazu geführt, dass nach evidenzbasierten Richtlinien der Einsatz von IVIG bei einigen Indikationen mit den höchsten Evidenzstufen empfohlen wird: Level A für das Guillain-Barré-Syndrom und die chronisch entzündliche (inflammatorische) demyelinisierende Polyneuropathie; Level B für die moderate bis schwere Myasthenia gravis und die multifokale motorische Neuropathie (Patwa et al. 2012).

2.1. Guillain-Barré-Syndrom (GBS)

Das Guillain-Barré-Syndrom (GBS) ist eine der klassischen immunvermittelten Neuropathien und stellt mittlerweile ein ganzes Spektrum von Varianten dar ((van Doorn et al. 2008, Winer 2011) (☞ Tab. 2.1). Gemeinsam ist allen (sowohl der klassischen Variante als auch den axonalen Varianten oder den regionalen Varianten) die rasche Progredienz mit Auftreten des Maximums der Ausfälle innerhalb von 4 Wochen. Es schließt sich dann eine Plateauphase und spontane Remission an. Der Verlauf ist stets monophasisch. Die Inzidenz liegt bei 1-2/100.000 pro Jahr. Klinisch zeigen sich im klassischen Fall der demyelinisierenden Variante (AIDP, akute inflammatorische Polyneuropathie) eine von distal nach proximal aufsteigende symmetrische Parese mit Verlust der Muskeleigenreflexe. Im Liquor findet sich charakteristischerweise eine sogenannte zytalbuminäre Dissoziation mit normaler (oder nur leicht erhöhter) Zellzahl bei erhöhtem Eiweißgehalt. Insbesondere zu Beginn der Erkrankung muss diese Konstellation jedoch noch nicht vorhanden sein. Elektrophysiologisch finden sich reduzierte Nervenleitgeschwindigkeiten, Leitungsblöcke, eine veränderte distale motorische Leitungszeit, eine Dispersion der Summenaktionspotentiale und verzögerte F-Wellen (Hecht et al. 2001). Entsprechend finden sich bei den axonalen Varianten (AMAN, AMSAN) Zeichen der axonalen Degeneration.

Obwohl bei allen Varianten eine Immunpathogenese als Ursache angenommen wird, sind die zugrundeliegenden Mechanismen möglicherweise unterschiedlich. Dies spiegelt sich in der Assozia-

Variante	Charakteristikum
AIDP (akute inflammatorische demyelinisierende Polyneuropahie	Klassische Form mit Demyelinisierung und motorisch prädominierender Symptomatik. Häufigste Variante in Westeuropa und Nordamerika (80-90 %)
AMAN (akute motorische axonale Neuropathie)	Axonale Variante, in Westeuropa und Nordamerika seltener
AMSAN (akute motorische und sensible Neuropathie)	Vorkommen endemisch in Nordchina
Miller-Fisher-Syndrom (MFS)	Ataxie, Ophthalmoplegie, Areflexie. Anti-GQ1b-Antikörper positiv
Polyneuritis cranialis	Fast ausschließlich die Hirnnerven betreffend
Elsberg-Syndrom (Polyneuritis caudalis)	Sog. "paraplegisches GBS", oft mit Blasenstörung
Akute Pandysautonomie	Fasertypspezifische Form
Rein sensibles GBS	Ohne motorische Beteiligung
Bickerstaff-Enzephalitis	Von einigen Autoren als Überlappungssyndrom von Polyneuritis cranialis mit Hirnstammsymptomatik und Bewusstseinsstörungen angesehen. Überlappung auch mit der pharyngo-zervikal-brachialen Neuropathie

Tab. 2.1: Varianten des GBS.

tion mit dem Auftreten von Antikörpern gegen bestimmte Ganglioside wider. So finden sich bei der rein motorischen Variante (AMAN) hauptsächlich Antikörper gegen GM1, GalNAc-GD1a, GD1a und GM1b, während beim Miller-Fisher-Syndrom (MFS) fast alle Patienten Antikörper gegen GQ1b haben. Diese sind mit Ophthalmoplegie assoziiert, während Antikörper gegen GT1a mit Ataxie vergesellschaftet sind (Kaida and Kusunoki, 2010). Die Bestimmung von anti-GQ1b ist insbesondere beim klinischen Verdacht auf ein MFS diagnostisch hilfreich, da diese bei über 90 % der Patienten vorhanden sind. Bei den anderen anti-Gangliosid Antikörpern, die nur bei weniger als der Hälfte der Patienten nachgewiesen werden können(van Doorn et al. 2008), spielt die Bestimmung im klinischen Alltag eine untergeordnete Rolle, da sich hieraus keine wesentlichen diagnostischen oder therapeutischen Konsequenzen ergeben.

Typisch für ein GBS ist ein vorausgegangener Infekt in den Wochen vor Erkrankungsbeginn. Eine Assoziation wurde insbesondere für *Campylobacter jejuni*, Cytomegalievirus, Epstein-Barr-Virus und *Mycoplasma pneumoniae* gefunden (Jacobs et al. 1998).

Neben der immunmodulatorischen Therapie muss beim GBS auch auf eine supportive und symptomatische Therapie geachtet werden (Pritchard 2010). Insbesondere die Beteiligung autonomer Nervenfasern kann lebensbedrohliche Herzrhythmusstörungen verursachen. Bei Affektion der Atemmuskulatur muss eine rechtzeitige Intubation und mechanische Beatmung erfolgen. Häufig sind auch Schluckstörungen vorhanden. Auf eine Thromboseprophylaxe bei immobilisierten Patienten zur Vermeidung von thromboembolischen Komplikationen sollte geachtet werden. Auch eine ausreichende Therapie von assoziierten Schmerzsyndromen (Ruts et al. 2010) muss bedacht werden. Letztlich sind aber auch eine psychologische Führung und frühe Krankengymnastik hilfreich.

Die immunmodulatorische Therapie ist die wesentliche Behandlung, um den Verlauf des GBS positiv zu beeinflussen. Nachdem die Plasmapherese (PE) in den 1980er Jahren als Goldstandard der Therapie etabliert wurde (French cooperative group on plasma exchange in Guillain-Barré syndrome 1987, The Guillain-Barré syndrome study 1985), konnte in 2 großen Studien die Gleichwertigkeit von IVIG gezeigt werden (Plasma Exchange/Sandoglobulin Guillain-Barré Syndrome Trial 1997, van der Meche et al. 1992) (☞ Tab. 2.2). Beide Verfahren gelten heutzutage als gleichwertig (Hughes et al. 2007). Die Kombination beider Ver-

	Van der Meché 1992		PSGBS 1997		
Behandlung/ Anzahl Patienten	IVIG N=74	PE N=73	IVIG N=130	PE N=121	PE & IVIG N=128
Behinderungsgrad[1] bei Randomisierung (Mittelwert)	4,0	4,0	4,0	3,9	3,9
% Patienten, die sich um ≥1 Behinderungsgrad nach vier Wochen besserten	53	34	-	-	-
Veränderung im Behinderungsgrad nach vier Wochen (Mittelwert)	-	-	0,9	0,8	1,1
Tage bis zur Besserung um zwei Behinderungsgrade	55	69	-	-	-
Tage bis zum freien Gehen	-	-	51	49	40
Anteil Beatmungspflichtiger nach 2 Wochen (%)	7	42			
Beatmungsdauer (Tage, Median)	-	-	26	29	18
Anteil Verstorbener (%)	-	-	4,6	4,1	6,3

Tab. 2.2: Ergebnisse der 2 großen Vergleichsstudien zur Behandlung des GBS mit IVIG und Plasmapherese (PE).
[1] Behinderungsgrade: 0 = keine Symptome; 1 = leichte Symptome, fähig zu rennen; 2 = fähig 5 m ohne Hilfe frei zu gehen; 3 = fähig 5 m mit Hilfe zu gehen; 4 = unfähig zu gehen; 5 = benötigt assistierte Beatmung; 6 = tot.

fahren scheint keine Überlegenheit zu haben (☞ Tab. 2.2). Über den bevorzugten Einsatz entscheiden lokale Verhältnisse der Verfügbarkeit und Begleiterkrankungen (z.B. bei Sepsis sind IVIG aufgrund der geringeren Kreislaufbelastung günstiger). Üblicherweise werden beim GBS 4-5 PE mit jeweils 1,5-2 Plasmavolumina durchgeführt (French cooperative group on plasma exchange in Guillain-Barré syndrome 1997). IVIG werden üblicherweise in einer Dosis von 2 g/kg Körpergewicht, meist verteilt auf 5 Tage (0,4 g/kg täglich), infundiert (Hughes et al. 2007, Raphael et al. 2001). Bei Unwirksamkeit der einen Therapie oder bei Frührezidiv kann sowohl die gleiche Therapie wiederholt werden oder auch auf die andere gewechselt werden. Verlässliche klinisch-wissenschaftliche Daten hierzu liegen nicht vor.

Die Immuntherapie unterscheidet sich zwischen den Varianten des GBS nicht. Obwohl die Überlegenheit von IVIG bei Patienten mit eine *Campylobacter jejuni*-Infektion im Vorfeld postuliert wurde (Jacobs et al., 1996), konnte dies in einer späteren Studie nicht bestätigt werden (Hadden et al. 1998). Auch die zusätzliche Gabe von Steroiden hat keinen wesentlichen positiven Effekt gezeigt (Van Koningsveld et al. 2004). Auch beim MFS führen IVIG zu einer schnelleren Besserung der Symptome, allerdings war das Erreichen einer kompletten Remission nicht signifikant schneller als bei Patienten, die mit PE behandelt wurden oder auch unbehandelt blieben (Mori et al. 2007).

2.2. Chronisch entzündliche (inflammatorische) demyelinisierende Polyneuropathie (CIDP)

Die CIDP ist eine chronische Neuropathie, die definitionsgemäß mindestens 8 Wochen dauert. Die meisten Patienten haben einen progredienten Verlauf, allerdings kann das klinische Bild recht heterogen sein mit kompletten Remissionen und auch einem Schubförmigen Verlauf bei 20-35 % der Patienten (Vallat et al. 2010). In den letzten Jahren wurden unterschiedliche Diagnosekriterien veröffentlicht (Ad Hoc Subcommittee of the American Academy of Neurology 1991, Hughes et al. 2001, Saperstein et al. 2001, Van den Bergh et al. 2010). Von diesen haben sich für die klinische Praxis am

Definitiv: eines der Kriterien wird erfüllt	distale Latenz um ≥50 % der oberen Grenze an mindestens 2 Nerven (ausgenommen bei Carpaltunnelsyndrom)
	Reduktion der Nervenleitgeschwindigkeit um ≥30 % der unteren Grenze an 2 Nerven
	Verlängerung der F-Wellen Latenz um ≥30 % der Obergrenze an mindestens 2 Nerven
	Fehlen von F-Wellen an 2 Nerven, wenn diese ein negatives CMAP haben und mindestens einen anderen Parameter der Demyelinisierung an einem anderen Nerven
	partieller Leitungsblock (Verminderung der Amplitude um ≥50 %) an 2 Nerven oder an einem Nerven plus einen anderen auf eine Demyelinisierung hinweisenden Parameter an mindestens einem Nerven
	Eine abnormale zeitliche Dispersion (≥30 % Zunahme der Dauer zwischen proximalem und distalem negativen Peak des CMAP) an mindestens 2 Nerven
	Zunahme der Dauer des distalen CMAP (Intervall zwischen Beginn des ersten negativen Peaks und Rückkehr zur Baseline des letzten negativen Peaks) an mindestens einem Nerven
Wahrscheinlich	≥30 % Amplitudenreduktion des proximalen negativen Peaks des CMAP nach distal (ausgenommen N. tibialis wenn der distale negative Peak des CAMP ≥20 % des unteren Limits) an 2 Nerven oder an 1 Nerv und mindestens 1 weiterer demyelinisierender Parameter an mindestens einem weiteren Nerv
Möglich	Wie Kriterien für definitive CIDP, aber an nur einem Nerv

Tab. 2.3: Neurophysiologische Kriterien einer CIDP nach den Kriterien der EFNS (Van den Bergh et al. 2010). Es sollen der N. medianus, N. ulnaris, N. peroneus und N. tibialis einer Seite gemessen werden. Sind die Kriterien nicht erfüllt, sollen die gleichen Nerven auf der anderen Seite gemessen werden. Leitungsblöcke am N. ulnaris über dem Sulcus ulnaris werden nicht berücksichtigt.
CMAP: Compound muscle action potential.

ehesten die Kriterien der Europäischen Föderation neurologischer Gesellschaften (EFNS) durchgesetzt (Van den Bergh et al. 2010). Danach sollte eine CIDP vermutet werden, wenn eine symmetrische oder asymmetrische Polyneuropathie mit einer Progredienz über 2 Monate bzw. ein schubförmiger Verlauf vorliegt. Klinisch unterstützend sind proximale Paresen, positive sensorische Symptome, vornehmlicher Verlust von Vibrationsempfinden oder Lagesinn, sowie Areflexie ohne Atrophien. Eine neurophysiologische Untersuchung ist obligat und muss bestimmte Kriterien für die definitive Diagnose erfüllen (☞ Tab. 2.3). Im Liquor zeigt sich typischerweise wie beim GBS eine zytalbuminäre Dissoziation (Zellzahl <10/µl, Eiweiß >0,45 g/l). Allerdings ist im Gegensatz zu früheren Kriterien ein pathologischer Liquor nicht mehr obligat und es werden überwiegend klinische und neurophysiologische Kriterien zur Diagnosestellung verwendet (Stangel and Kieseier 2011). Eine Expertengruppe hat entsprechend versucht, "alltagstaugliche" Diagnosekriterien zu erstellen (Koski et al. 2009) (☞ Tab. 2.4).

Therapeutisch sind für die Therapie der CIDP Steroide, IVIG und PE etabliert. Auf die initiale Therapie sprechen 64 %, 78 % bzw. 56 % an (Cocito et al. 2010). Welche dieser Therapien primär eingesetzt wird, hängt von der lokalen Situation und den Begleiterkrankungen ab (z.B. sind Steroide bei Diabetes mellitus sicher ungünstig). Auch müssen die Langzeitnebenwirkungen von Steroiden bedacht werden. Die PE kommt nur bei akuten (GBS-ähnlichen) Verläufen zum Einsatz und ist für die Dauertherapie aus praktischen Gründen wenig geeignet. Seit in der sogenannten ICE-Studie die auch die Langzeitwirksamkeit von IVIG belegt wurde (Hughes et al. 2008), ist das Präparat Gamunex® für die Behandlung der CIDP zugelassen und gilt als Mittel der ersten Wahl (Stangel and Gold 2011). Die Induktionstherapie sollte mit 2 g/kg Körpergewicht, verteilt auf 2-5 Tage, durchgeführt werden, gefolgt von 1 g/kg Körpergewicht alle 3-4 Wochen. Im klinischen Alltag sollte die Dosis dann weiter entsprechend der Klinik titriert werden mit weiterer Verringerung der Dosis und Verlängerung des Therapieintervalles, bis die niedrigst mögliche Dosis bei längst möglichem Intervall und optimalem Ansprechen erreicht ist. Die EFNS empfiehlt bei rein motorischer CIDP die primäre Gabe von IVIG und bei senso-motorischer CIDP alternativ IVIG oder Steroide (Van den Bergh et al. 2010). Sollte die Therapie mit IVIG oder Steroiden nicht ausreichend sein, kann eine PE durchgeführt werden bzw. eine Kombinationstherapie und/oder eine Therapie mit Immunsuppressiva (Stangel and Kieseier 2011, Van den Bergh et al. 2010). Kontrollierte Studien gibt es lediglich zu Methotrexat, welches jedoch keinen wesentlichen Effekt auf den Verlauf der CIDP hatte (RMC Trial Group 2009). Positive Berichte liegen für den Einsatz von Azathioprin, Cyclosporin A, Mycophenolatmofetil, Cyclophosphamid, Rituximab und Alemtuzumab vor (Stangel and Kieseier 2011).

2.3. Multifokale Motorische Neuropathie (MMN)

Der Begriff MMN wurde 1988 von Alan Pestronk geprägt und bezeichnet eine Immunneuropathie mit rein motorischen Symptomen, neurophysiologischen Leitungsblöcken und einer Assoziation mit anti-Gangliosid-GM1-IgM-Antikörpern (Pestronk et al. 1988). Die Prävalenz liegt bei 0,6/100.000 (Cats et al. 2010b). Der klinische Verlauf ist langsam progredient mit asymmetrischen Paresen ohne Zeichen des ersten Motoneurons (in

Klinische Kriterien	Neurophysiologische Kriterien
• Mindestens 8 Wochen progredient • Nicht genetisch bedingt • Beginn symmetrisch oder Symptomatik bei der Untersuchung symmetrisch • Schwäche aller 4 Extremitäten • An mindestens einer Extremität proximale Schwäche	• Mindestens 75 % der gemessenen Nerven müssen messbare Antworten zeigen • >50 % haben verlängerte distale motorische Latenzen • >50 % der motorischen Nerven haben abnorme Leitgeschwindigkeiten • >50 % der motorischen Nerven haben verlängerte distale Latenzen

Tab. 2.4: "Alltagstaugliche" Kriterien zur Diagnose der CIDP einer Expertengruppe (Koski et al. 2009).

Abgrenzung zur amyotrophen Lateralsklerose, ALS) und ohne wesentliche sensible Symptome. Neurophysiologisch ist das Auftreten von Leitungsblöcken charakteristisch (☞ Tab. 2.5). Meist sind diese am distalen Oberarm zu finden (61 %), seltener am distalen Bein (34 %) und nur selten am proximalen Oberarm (5 %). Am häufigsten sind der N. ulnaris (80 %) und der N. medianus (77 %) betroffen (Cats et al. 2010b). Bei vielen Patienten finden sich IgM Antikörper gegen das Gangliosid GM1, wobei die Häufigkeit je nach Assay schwankt und das Vorhandensein nicht mit einem Ansprechen auf die Therapie korreliert(Cats et al. 2010a, van Schaik et al. 1995). Die Diagnostischen Kriterien der EFNS sind in Tab. 2.6 zusammengefasst.

Die Standardtherapie der MMN sind IVIG (Patwa et al. 2012, Stangel and Gold 2011, Stangel and Kieseier 2011). Während über 90 % der Patienten auf IVIG ansprechen und ein positiver Therapieversuch die Diagnose unterstützt, kann sich die MMN unter Steroiden oder PE sogar verschlechtern (Carpo et al. 1998, Cats et al. 2010b, Feldman et al. 1991). Die Wirksamkeit wurde in mehreren doppelblinden, plazebokontrollierten Studien belegt (☞ Tab. 2.7), wobei aufgrund der Seltenheit der Erkrankung die Fallzahlen niedrig sind. Eine Cochrane-Metaanalyse bestätigte die Wirksamkeit von IVIG (van Schaik et al. 2005). Empfohlen wird eine IVIG-Dosis von 2 g/kg Körpergewicht über 2-5 Tage. Bei klinischem Ansprechen soll dann eine

Definitiver Leitungsblock	Die Fläche des negativen Peaks des CMAP ist >50 % reduziert zwischen proximaler und distaler Stimulation (N. medianus, N. ulnaris, N. peroneus) UND die Amplitude des negativen Peaks muss bei distaler Stimulation >20 % des unteren Limits sein UND >1 mV sein UND die Dauer des negativen Peaks muss von proximal nach distal ≤30 % ansteigen.
Wahrscheinlicher Leitungsblock	Die Fläche des negativen Peaks des CMAP ist >30 % reduziert über ein langes Segment (z.B. Handgelenk zu Ellenbogen oder Ellenbogen zu Axilla) an den Armen UND die Dauer des negativen Peaks muss von proximal nach distal ≤30 % ansteigen ODER die Fläche des negativen Peaks des CMAP ist >50 % reduziert (wie bei definitivem Leitungsblock) mit einem Anstieg der Dauer des negativen Peaks von >30 %
UND	Normale sensible Neurografie in Nerven mit Leitungsblock

Tab. 2.5: Neurophysiologische Kriterien für einen Leitungsblock (Joint Task Force of the EFNS and the PNS 2010).

Kernkriterien (müssen beide vorhanden sein)	Langsam progrediente oder schrittweise progrediente, fokale, asymmetrische Extremitätenschwäche, mit motorischer Beteiligung im Innervationsgebiet von mindestens 2 Nerven für länger als 1 Monat (meist mehr als 6 Monate)
	Keine objektivierbare sensorische Beteiligung mit Ausnahme einer leichten Beteiligung der Vibrationsempfindung an den unteren Extremitäten
Unterstützende klinische Kriterien	Überwiegende Beteiligung der oberen Extremitäten
	Abgeschwächte/erloschene Muskeleigenreflexe in den betroffenen Extremitäten
	Keine Beteiligung der Hirnnerven
	Crampi und Faszikulationen in den betroffenen Extremitäten
	Ansprechen auf immunmodulatorische Therapie
Ausschlusskriterien	Zeichen für das erste Motoneuron
	Deutliche bulbäre Beteiligung
	Sensibilitätsstörungen die über eine leichte Pallästhesiestörung der Beine hinausgehen
	Diffuse symmetrische Schwäche während der ersten Wochen

Tab. 2.6: Diagnosekriterien für eine MMN (Joint Task Force of the EFNS and the PNS 2010).

Studie	Design	IVIG Dosis	Ergebnis
Azulay et al. 1994	n=12, doppelblind, crossover	5 × 0,4 g/kg/Monat vs. Plazebo	5 verbessert, Responder hatten Leitungsblock
van den Berg et al. 1995	n=6, doppelblind, randomisiert	5 × 0,4 g/kg/Monat vs. Plazebo für 2-4 Monate	5 verbessert nach IVIG
Federico et al. 2000	n=16, doppelblind crossover	5 × 0,4 g/kg vs. Plazebo	IVIG verbesserte klinisches Defizit und Leitungsblock nach 28 Tagen
Leger et al. 2001	n=19, doppelblind, plazebokontrolliert	5 ×0,5 g/kg, dann monatlich für 3 Monate, crossover abhängig von der Wirkung	Mehr Responder mit IVIG. MRC Score und Elektrophysiologie nicht signifikant

Tab. 2.7: Studien zu IVIG bei MMN.

Erhaltungsdosis von 1 g/kg alle 2-4 Wochen oder 2 g/kg alle 4-8 Wochen (Joint Task Force of the EFNS and the PNS 2010). Letztlich müssen wie bei der CIDP die Dosis und Intervalllänge individuell titriert werden. Eine Langzeittherapie ist erforderlich, wobei die Wirksamkeit von IVIG über die Zeit abnimmt (Terenghi et al. 2004).

Die Off-label-Kommission hat bereits Ende 2009 die Empfehlung zur Therapie der MMN mit IVIG gegeben und Mitte 2011 wurde das Präparat Kiovig® für die MMN zugelassen.

Zwei kleinere Studien zeigen eine ähnliche Wirksamkeit von SCIG (Eftimov et al. 2009, Harbo et al. 2009), die auch über 2 Jahre gut verträglich und wirksam zu sein scheint (Harbo et al. 2010). Bei einer Umstellung von IVIG sollte die äquivalente Dosis SCIG eingesetzt werden (Misbah et al. 2011). Eine Zulassung besteht hier jedoch bislang noch nicht, so dass SCIG weiterhin off-label sind.

Alternative Therapie zu IVIG bei MMN bestehen kaum. Zwar wurde Cyclophosphamid initial als wirksam beschrieben, allerdings bestehen aufgrund der Toxizität Bedenken beim Einsatz als Langzeittherapie (Joint Task Force of the EFNS and the PNS 2010). Mycophenolatmofetil hat sich in einer kontrollierten Studie als nicht wirksam herausgestellt (Piepers et al. 2007) und für weitere Immunsuppressiva liegen außer Fallberichten keine Studien vor (Stangel and Kieseier 2011).

Beim Lewis-Sumner Syndrom (oder MADSAM: multifocal aquired demyelinating sensory and motor neuropathy) als Variante der MMN mit zusätzlich auch sensiblen Symptomen gelten die gleichen Empfehlungen.

2.4. Myasthenia gravis

Bei der Myasthenia gravis kommt es aufgrund von Autoantikörpern zu einer neuromuskulären Übertragungsstörung mit belastungsabhängigen Paresen. Bei ca. 80 % der Patienten mit generalisierter Myasthenia gravis finden sich Antikörper gegen Acetylcholinrezeptoren (AchR), bei weiteren 10 % Antikörper gegen die Muskelspezifische Rezeptor-Tyrosinkinase (MuSK) (Meriggioli and Sanders 2009). Kürzlich wurden Antikörper mit niedriger Affinität gegen den AchR-Rapsyn-Cluster (Leite et al. 2008) und das low-density lipoprotein (LDL) receptor-related protein 4 (Lrp4) beschrieben (Higuchi et al.,2011), die zumindest bei einem Teil der bislang antikörpernegativen Myasthenien vorkommen. Der klinische Verlauf kann sehr unterschiedlich sein; sowohl generalisiert als auch regional beschränkt (okuläre Myasthenie) bleiben (☞ Tab. 2.8).

Die Basistherapie besteht in der Verbesserung der neuromuskulären Übertragung durch Gabe von Acetylcholinesterase-Inhibitoren (z.B. Pyridostigmin) sowie einer immunsuppressiven Therapie mit Azathioprin und/oder Steroiden (Skeie et al. 2010). Bei jüngeren Patienten mit generalisierter Myasthenie und bei Patienten mit Thymomen wird auch eine Thymektomie empfohlen.

Beim Auftreten einer sogenannten myasthenen Krise mit Ateminsuffizienz, schweren bulbären Symptomen und meist auch einer ausgeprägten Schwäche der Extremitäten sind intensivmedizinische Maßnahmen erforderlich. Zum Durchbrechen der myasthenen Krise werden neben dem Einsatz von intravenös applizierten Acetylcholin-

Subtyp	Erkrankungsbeginn	Thymus-Pathologie	Antikörper gegen	Kommentar
Früher Beginn	<40 Jahre	Hyperplasie	AChR	Frauen häufiger betroffen (3:1)
Später Beginn	>40 Jahre	Normal	AchR, Titin, Ryanodin-Rezeptor	Anti-Titin- und -Ryanodin-Antikörper mit schwerer Erkrankung assoziiert
Thymom-assoziiert	Meist 40-60 Jahre	Neoplasie	AchR, Titin, Ryanodin-Rezeptor, KCNA4	Möglicherweise assoziiert mit weiteren Paraneoplasien
MuSK-positiv	Meist <40 Jahre	Normal	MuSK	Frauen häufiger; bei einigen selektive Schwäche oropharyngeal, fazial und Atemmuskulatur
Seronegativ generalisiert	Variabel	Selten Hyperplasie	AchR-Cluster, Lpr4	
Okulär	Europa und Nordamerika: Erwachsene; Asien: Kindheit	Unbekannt	AchR (50 %)	

Tab. 2.8: Klinische Subtypen der Myasthenia gravis (modifiziert nach (Meriggioli and Sanders 2009). AChR: Acetylcholinrezeptor; KCNA4: Spannungsabhängige K^+-Kanäle der Subfamilie A; Lrp4: low-density lipoprotein (LDL) receptor-related protein 4.

esterasehemmern hochdosierte Steroide sowie PE und IVIG eingesetzt. In einer ersten größeren randomisierten Studie zeigte sich kein Unterschied zwischen der Behandlung mit IVIG und PE (Gajdos et al. 1997). Interessanterweise schien eine Gesamtdosis von 1,2 g/kg Körpergewicht der von 2 g/kg eine bessere Wirkung gehabt zu haben. In einer Folgestudie zeigten sich die Dosierungen von 1 g/kg und 2 g/kg als gleichwertig (Gajdos et al. 2005), so dass die niedrigere Dosis von 1 g/kg Körpergewicht empfohlen wird (Stangel and Gold 2011). Auch bei nicht beatmeten Patienten, bei denen es zu einer akuten Verschlechterung kommt, konnte gezeigt werden, dass IVIG einer Plazebogabe überlegen sind (Zinman et al. 2007). Obwohl IVIG bei der Myasthenia gravis nicht zugelassen sind, so wird auch international die Empfehlung für den Einsatz von IVIG bei mittelschwerer bis schwerer Myasthenie ausgesprochen (Patwa et al. 2012, Skeie et al. 2010).

In der Langzeittherapie der Myasthenia gravis werden IVIG allgemein nicht eingesetzt. Es liegen zwar mehrere Fallserien vor, die eine erfolgreiche Langzeitanwendung bei Patienten mit therapierefraktärer Myasthenia gravis dokumentieren (Arsura et al. 1988, Bamberg et al. 1996, Hilkevich et al. 2001, Wegner, 2002), allerdings fehlen prospektive und kontrollierte Studien. Daher sollten IVIG als Erhaltungstherapie nur bei Patienten eingesetzt werden, die auf andere Immuntherapien nicht ansprechen oder diese kontraindiziert sind (Stangel and Gold 2011).

2.5. Literatur

Ad Hoc Subcommittee of the American Academy of Neurology, A.T.F. Research criteria for diagnosis of chronic inflammatory demyelinating polyneuropathy (CIDP). Report from an Ad Hoc Subcommittee of the American Academy of Neurology AIDS Task Force. Neurology 1991;41:617-618.

Arsura, E.L., Bick, A., Brunner, N.G., Grob, D. Effects of repeated doses of intravenous immunoglobulin in myasthenia gravis. Am J Med Sci 1988;295:438-443.

Azulay, J.P., Blin, O., Pouget, J., Boucraut, J., BillÇ-Turc, F., Carles, G., Serratrice, G. Intravenous immunoglobulin treatment in patients with motor neuron syndromes associated with anti-GM1 antibodies: A double-blind, placebo-controlled study. Neurology 1994;44:429-432.

Bamberg, C., Janzen, R.W.C., Szabados, M. Zur Langzeitbehandlung mit 7S-Immunglobulinen bei Myasthenia gravis. Nervenarzt 1996;67:327-332.

Carpo, M., Cappellari, A., Mora, G., Pedotti, R., Barbieri, S., Scarlato, G., Nobile-Orazio, E. Deterioration of multifocal motor neuropathy after plasma exchange. Neurology 1998;50:1480-1482.

Cats, E.A., Jacobs, B.C., Yuki, N., Tio-Gillen, A.P., Piepers, S., Franssen, H., van Asseldonk, J.T., van den Berg, L.H., van der Pol, W.L. Multifocal motor neuropathy: association of anti-GM1 IgM antibodies with clinical features. Neurology 2010a;75:1961-1967.

Cats, E.A., van der Pol, W.L., Piepers, S., Franssen, H., Jacobs, B.C., Van den Berg-Vos, R.M., Kuks, J.B., van Doorn, P.A., van Engelen, B.G., Verschuuren, J.J., Wokke, J.H., Veldink, J.H., van den Berg, L.H. Correlates of outcome and response to IVIg in 88 patients with multifocal motor neuropathy. Neurology 2010b;75:818-825.

Cocito, D., Paolasso, I., Antonini, G., Benedetti, L., Briani, C., Comi, C., Fazio, R., Jann, S., Mata, S., Mazzeo, A., Sabatelli, M., Nobile-Orazio, E. A nationwide retrospective analysis on the effect of immune therapies in patients with chronic inflammatory demyelinating polyradiculoneuropathy. Eur J Neurol 2010;17:289-294.

Eftimov, F., Vermeulen, M., de Haan, R.J., van den Berg, L.H., van Schaik, I.N. Subcutaneous immunoglobulin therapy for multifocal motor neuropathy. J Peripher Nerv Syst 2009;14:93-100.

Federico, P., Zochodne, D.W., Hahn, A.F., Brown, W.F., Feasby, T.E. Multifocal motor neuropathy improved by IVIg: randomized, double-blind, placebo-controlled study. Neurology 2000;55:1256-1262.

Feldman, E.L., Bromberg, M.B., Albers, J.W., Pestronk, A. Immunosuppressive treatment in multifocal motor neuropathy. Ann Neurol 1991;30:397-401.

French cooperative group on plasma exchange in Guillain-Barré syndrome. Efficiency of plasma exchange in Guillain-Barré syndrome: Role of replacement fluids. Ann Neurol 1987;22:753-761.

French cooperative group on plasma exchange in Guillain-Barré syndrome Appropriate number of plasma exchanges in Guillain-Barré syndrome. Ann Neurol 1997;41:298-306.

Gajdos, P., Chevret, S., Clair, B., Tranchant, C., Chastang, C., for the Myasthenia Gravis Study, G. Clinical trial of plasma exchange and high-dose intravenous immunoglobulin in myasthenia gravis. Ann Neurol 1997;41:789-796.

Gajdos, P., Tranchant, C., Clair, B., Bolgert, F., Eymard, B., Stojkovic, T., Attarian, S., Chevret, S., for the Myasthenia Gravis Clinical Study, G. Treatment of myasthenia gravis exacerbation with intravenous immunoglobulins. Arch Neurol 2005;62:1689-1693.

Hadden, R.D., Cornblath, D.R., Hughes, R.A., Zielasek, J., Hartung, H.P., Toyka, K.V., Swan, A.V. Electrophysiological classification of Guillain-Barre syndrome: clinical associations and outcome. Plasma Exchange/Sandoglobulin Guillain-Barre Syndrome Trial Group. Ann Neurol 1998;44:780-788.

Harbo, T., Andersen, H., Hess, A., Hansen, K., Sindrup, S.H., Jakobsen, J. Subcutaneous versus intravenous immunoglobulin in multifocal motor neuropathy: a randomized, single-blinded cross-over trial. Eur J Neurol 2009;16:631-638.

Harbo, T., Andersen, H., Jakobsen, J. Long-term therapy with high doses of subcutaneous immunoglobulin in multifocal motor neuropathy. Neurology 2010;75:1377-80.

Hecht, M.J., Bickel, A., Neundörfer, B., Hilz, M.J. Elektrophysiologische Diagnostik des Guillain-Barré Syndroms und der inflammatorischen demyelinisierenden Polyneuropathie. Nervenheilkunde 2001;20:486-490.

Higuchi, O., Hamuro, J., Motomura, M., Yamanashi, Y. Autoantibodies to low-density lipoprotein receptor-related protein 4 in myasthenia gravis. Ann Neurol 2011; 69:418-422.

Hilkevich, O., Drory, V.E., Chapman, J., Korczyn, A.D. The use of immunoglobulin as maintaninance therapy in myasthenia gravis. Clin Neuropharmacol 2001;24:173-176.

Hughes, R.A.C., Bensa, S., Willison, H., Van den Bergh, P., Comi, G., Illa, I., Nobile-Orazio, E., van Doorn, P., Dalakas, M., Bojar, M., Swan, A., Inflammatory Neuropathy, C., Treatment, G. Randomized controlled trial of intravenous immunoglobulin (IVIg) versus oral prednisolone in chronic inflammatory demyelinating polyradiculoneuropathy. Ann Neurol 2001;50:195-201.

Hughes, R.A.C., Swan, A.V., Raphaâl, J.C., Annane, D., Van Koningsveld, R., van Doorn, P.A. Immunotherapy for Guillain-Barré syndrome: a systematic review. Brain 2007;130:245-2257.

Hughes, R.A.C., Donofrio, P., Bril, V., Dalakas, M.C., Deng, C., Hanna, K., Hartung, H.P., Latov, N., Merkies, I.S.J., van Doorn, P.A., on behalf of the, I.C.E.s.g. Intravenous immunoglobulin (10% caprylate-chromatography purified) for the treatment of chronic inflammatory demyelinating polyradiculoneuropathy (ICE study): a randomised placebo-controlled trial. Lancet Neurol 2008;7:36-144.

Jacobs, B.C., van Doorn, P.A., Schmitz, P.I., Tio-Gillen, A.P., Herbrink, P., Visser, L.H., Hooijkass, H., van der Meche, F.G. Campylobacter jejuni infections and anti-GM1 antibodies in Guillain-Barre syndrome. Ann Neurol 1996;40:181-187.

Jacobs, B.C., Rothbarth, P.H., van der Meche, F.G., Herbrink, P., Schmitz, P.I., de Klerk, M.A., van Doorn, P.A. The spectrum of antecedent infections in Guillain-Barre syndrome: a case-control study. Neurology 1998;51: 1110-1115.

Joint Task Force of the EFNS and the PNS. European Federation of Neurological Societies/Peripheral Nerve Society Guideline on management of multifocal motor neuropathy. Report of a Joint Task Force of the European Federation of Neurological Societies and the Peripheral Nerve Society - first revision. J Periph Nerv Syst 2010:295-301.

Kaida, K., Kusunoki, S. Antibodies to gangliosides and ganglioside complexes in Guillain-Barre syndrome and Fisher syndrome: mini-review. J Neuroimmunol 2010; 223:5-12.

Koski, C.L., Baumgarten, M., Magder, L.S., Barohn, R.J., Goldstein, J., Graves, M., Gorson, K., Hahn, A.F., Hughes, R.A., Katz, J., Lewis, R.A., Parry, G.J., van Doorn, P., Cornblath, D.R. Derivation and validation of diagnostic criteria for chronic inflammatory demyelinating polyneuropathy. J Neurol Sci 2009;277:1-8.

Leger, J.M., Chassande, B., Musset, L., Meininger, V., Bouche, P., Baumann, N. Intravenous immunoglobulin therapy in multifocal motor neuropathy: a double blind, placebo-controlled study. Brain 2001;124:145-153.

Leite, M.I., Jacob, S., Viegas, S., Cossins, J., Clover, L., Morgan, B.P., Beeson, D., Willcox, N., Vincent, A. IgG1 antibodies to acetylcholine receptors in 'seronegative' myasthenia gravis. Brain 2008;131:1940-52.

Meriggioli, M.N., Sanders, D.B. Autoimmune myasthenia gravis: emerging clinical and biological heterogeneity. Lancet Neurol 2009;8:475-490.

Misbah, S.A., Baumann, A., Fazio, R., Dacci, P., Schmidt, D.S., Burton, J., Sturzenegger, M. A smooth transition protocol for patients with multifocal motor neuropathy going from intravenous to subcutaneous immunoglobulin therapy: an open-label proof-of-concept study. J Periph Nerv Syst 2011;16:92-97.

Mori, M., Kuwabara, S., Fukutake, T., Hattori, T. Intravenous immunoglobulin therapy for Miller Fisher syndrome. Neurology 2007;68:1144-1146.

Patwa, H.S., Chaudhry, V., Katzberg, H., Rae-Grant, A.D., So, Y.T. Evidence-based guideline: Intravenous immunoglobulin in the treatment of neuromuscular disorders: Report of the Therapeutics and Technology Assessment Subcommittee of the American Academy of Neurology. Neurology 2012;78:1009-15.

Pestronk, A., Cornblath, D.R., Ilyas, A.A., Baba, H., Quarles, R.H., Griffin, J.W., Alderson, K., Adams, R.N. A treatable multifocal motor neuropathy with antibodies to GM1 ganglioside. Ann Neurol 1988;24:73-78.

Piepers, S., Van den Berg-Vos, R., Van der Pol, W.L., Franssen, H., Wokke, J., Van den Berg, L. Mycophenolate mofetil as adjunctive therapy for MMN patients: a randomized controlled trial. Brain 2007;130:2004-2010.

Plasma Exchange/Sandoglobulin Guillain-Barré Syndrome Trial, G. Randomized trial of plasma exchange, intravenous immunoglobulin, and combined treatments in Guillain-Barré syndrome. Lancet 1997;349: 225-230.

Pritchard, J. Guillain-Barre syndrome. Clin Med 2010; 10:399-401.

Raphael, J.C., Chevret, S., Harboun, M., Jars-Guincestre, M.C. Intravenous immune globulins in patients with Guillain-Barre syndrome and contraindications to plasma exchange: 3 days versus 6 days. J Neurol Neurosurg Psychiatry 2001;71:235-238.

RMC Trial Group. Randomised controlled trial of methotrexate for chronic inflammatory demyelinating polyradiculoneuropathy (RMC trial): a pilot, multicentre study. Lancet Neurol 2009;8:158-164.

Ruts, L., Drenthen, J., Jongen, J.L., Hop, W.C., Visser, G.H., Jacobs, B.C., van Doorn, P.A. Pain in Guillain-Barre syndrome: a long-term follow-up study. Neurology 2010;75:1439-1447.

Saperstein, D.S., Katz, J.S., Amato, A.A., Barohn, R.J. Clinical spectrum of chronic acquired demyelinating polyneuropathies. Muscle Nerve 2001;24:311-324.

Skeie, G.O., Apostolski, S., Evoli, A., Gilhus, N.E., Illa, I., Harms, L., Hilton-Jones, D., Melms, A., Verschuuren, J., Horge, H.W. Guidelines for treatment of autoimmune neuromuscular transmission disorders. Eur J Neurol 2010;17:893-902.

Stangel, M., Gold, R., 2011. Einsatz intravenöser Immunoglobuline in der Neurologie. Ein evidenzbasierter Konsens: Update 2010. Nervenarzt. 82, 415-430.

Stangel, M., Kieseier, B.C. Neue Entwicklungen bei CIDP und MMN. Akt Neurol 2011;38:284-291.

Terenghi, F., Cappellari, A., Bersano, A., Carpo, M., Barbieri, S., Nobile-Orazio, E. How long is IVIg effective in multifocal motor neuropathy? Neurology 2004;62:666-668.

The Guillain-Barré syndrome study group. Plasmapheresis and acute Guillain-Barré syndrome. Neurology 1985;35:1096-1104.

Vallat, J.M., Sommer, C., Magy, L. Chronic inflammatory demyelinating polyradiculoneuropathy: diagnostic and therapeutic challenges for a treatable condition. Lancet Neurol 2010;9:402-412.

van den Berg, L.H., Kerkhoff, H., Oey, P.L., Franssen, H., Mollee, I., Vermeulen, M., Jennekens, F.G.I., Wokke, J.H.J. Treatment of multifocal motor neuropathy with high dose intravenous immunoglobulins: a double blind, placebo controlled study. J Neurol Neurosurg Psychiatry 1995;59:248-252.

Van den Bergh, P.Y., Hadden, R.D., Bouche, P., Cornblath, D.R., Hahn, A., Illa, I., Koski, C.L., Leger, J.M., Nobile-Orazio, E., Pollard, J., Sommer, C., van Doorn, P.A., van Schaik, I.N. European Federation of Neurological Societies/Peripheral Nerve Society guideline on management of chronic inflammatory demyelinating polyradiculoneuropathy: report of a joint task force of the European Federation of Neurological Societies and the Peripheral Nerve Society - first revision. Eur J Neurol 2010;17:356-363.

van der Meche, F.G.A., Schmitz, P.I.M., the Dutch Guillain-Barré study group. A randomized trial comparing intravenous immune globulin and plasma exchange in Guillain-Barré syndrome. N Engl J Med 1992;326:1123-1129.

van Doorn, P.A., Ruts, L., Jacobs, B.C. Clinical features, pathogenesis, and treatment of Guillain-Barre syndrome. Lancet Neurol 2008;7:939-950.

van Koningsveld, R., Schmitz, P.I.M., van der Meché, F.G.A., Visser, L.H., Meulstee, J., van Doorn, P., for the Dutch, G.B.S.s.g. Effect of methylprednisolone when added to standard treatment with intravenous immunoglobulin for Guillain-Barré syndrome: randomised trial. Lancet 2004;363:192-196.

van Schaik, I.N., Bossuyt, P.M., Brand, A., Vermeulen, M. Diagnostic value of GM1 antibodies in motor neuron disorders and neuropathies: a meta-analysis. Neurology 1995;45:1570-1577.

van Schaik, I.N., van den Berg, L.H., de Haan, R., Vermeulen, M. Intravenous immunoglobulin for multifocal motor neuropathy. Cochrane Database Syst Rev 2005: CD004429.

Wegner, B. Intravenous immunoglobulin monotherapy in long-term treatment of myasthenia gravis. Clin Neurol Neurosurg 2002;105:3-8.

Winer, J.B. Guillain-Barre syndrome: clinical variants and their pathogenesis. J Neuroimmunol 2011;231:70-72.

Zinman, L., Ng, E., Bril, V. IV immunoglobulin in patients with myasthenia gravis. A randomized controlled trial. Neurology 2007;68:837-841.

Weitere Indikationen für IVIG

3. Weitere Indikationen für IVIG

Neben den gesicherten Indikationen werden IVIG auch bei einer Reihe weiterer vermeintlich autoimmuner Erkrankungen in der Neurologie eingesetzt. Zum Teil liegen auch kontrollierte Studien vor. Dennoch gelten IVIG bei diesen Indikationen nicht als Mittel der ersten Wahl, da entweder andere Therapiealternativen existieren oder die klinischen Daten kontrovers diskutiert werden (Patwa et al. 2012, Stangel and Gold 2011). In Deutschland sind alle diese Indikationen derzeit "off-label".

3.1. Paraproteinämische Polyneuropathien

Nach Ausschluss einer diabetischen oder alkoholbedingten Polyneuropathie findet sich ein Paraprotein, d.h. eine monoklonale Gammopathie, bei bis zu 10 % der Patienten, die wegen einer Polyneuropathie abgeklärt werden. Findet sich kein Malignom (z.B. multiples Myelom, M. Waldenström oder Non-Hodgkin Lymphom) als Ursache, so wird von einer monoklonalen Gammopathie unklarer Signifikanz (MGUS) gesprochen. Eine MGUS findet sich bei bis zu 3 % der Normalbevölkerung und die Inzidenz steigt mit dem Alter. Auch kann eine maligne Transformation auftreten, die bei Patienten mit Polyneuropathie bei 2,74/100 Patientenjahre liegt (Eurelings et al. 2005). Etwa 30 % der Patienten mit einem IgM-Paraprotein entwickeln eine Polyneuropathie, während bei IgA- und IgG-MGUS die Rate bei 10-15 % liegt (Latov 1995, Latov 2000). Der kausale Zusammenhang zwischen Paraprotein und Polyneuropathie ist sicher nicht immer gegeben. Unterschiedliche Paraproteine (IgA, IgG, IgM) und Antigenspezifitäten (anti-MAG, anti-Gangliosid, anti-Sulfatid, etc.) der Paraproteine führen zu einer grossen Heterogenität der Gruppe der paraproteinämischen Polyneuropathien. Die am besten charakterisierte Entität ist die Polyneuropathie assoziiert mit anti-MAG (Myelin-assoziiertes Glycoprotein) IgM-Paraprotein.

Obwohl ein Autoimmunmechanismus als Ursache der paraproteinämischen Polyneuropathie angenommen wird, haben verschiedenste Immuntherapien nur ein teilweises und inkonstantes Ansprechen auf die Therapie gezeigt. Eine Standardtherapie besteht derzeit nicht (Ramchandren and Lewis 2009).

Die Behandlung der mit **IgM-Paraprotein** assoziierten Polyneuropathie mit IVIG wurde in 2 plazebokontrollierten Studien untersucht. Während bei der einen Studie 10 von 22 Patienten eine Verbesserung nach 2 Wochen hatten (Comi et al. 2002), kam es in der anderen Studie bei nur 2 von 11 Patienten zu einer Besserung nach 3 Monaten (Dalakas et al. 1996). In einer dritten Vergleichsstudie von IVIG mit Interferon-α kam es bei nur einem von 10 IVIG behandelten Patienten zu einer Besserung nach 6 Monaten (Mariette et al. 1997). Insgesamt scheint die Wirkung von IVIG bei einer Polyneuropathie assoziierte mit einem IgM-Paraprotein allenfalls moderat bei einzelnen Patienten. Eine allgemeine Empfehlung zur Therapie kann daher nicht abgeleitet werden. In Einzelfällen kann ein individueller Therapieversuch diskutiert werden wenn andere Therapien wie Steroide oder Plasmapherese nicht wirksam sind (Patwa et al. 2012, Stangel and Gold 2011). Letztlich sind dann aber auch weitere Therapien wie Cyclophosphamid oder auch Rituximab in Erwägung zu ziehen.

Bei einer Poyneuropathie assoziiert mit **IgG-Paraprotein** wurden IVIG nur in retrospektiven Fallserien untersucht (Gorson et al. 2002, Hermosilla et al. 1996, Simovic et al. 1998). Hierbei schienen IVIG zumindest bei einigen Patienten wirksam zu sein. Aufgrund der Heterogenität der Erkrankung und den Therapieregimen ist eine klare Aussage aber nicht möglich. Eine Therapie kann insbesondere dann erwogen werden, wenn der klinische Verlauf und die neurophysiologischen Zusatzuntersuchungen das Bild einer CIDP zeigen (Elovaara et al. 2008, Stangel and Gold 2011).

Die Datenlage zur IVIG-Therapie bei Polyneuropathie assoziiert mit **IgA-Paraprotein** besteht lediglich aus Fallberichten (Simmons et al. 1993, Theaudin et al. 2011).

3.2. Paraneoplastische Erkrankungen

Der Entstehungsmechanismus paraneoplastischer Erkrankungen wird als immunvermittelt angesehen. Der Nachweis onkoneuronaler Antikörper bei vielen dieser Syndrome unterstreicht auch die Immunpathogenese (Darnell and Posner 2003, Storstein and Vedeler 2007, Voltz 2002). Die primäre Therapie ist immer das Auffinden des zugrundeliegenden Tumors und die Therapie der Neoplasie. Bei den meisten neurologischen paraneoplastischen Syndromen wurde der erfolgreiche therapeutische Einsatz von IVIG in Fallberichten beschrieben (Voltz 2006). Eine kontrollierte Studie liegt allerdings nur beim Lambert-Eaton myasthenem Syndrom (LEMS) vor (Bain et al. 1996). Positive Fallberichte liegen auch zu limbischen Enzephalitiden (einschließlich der neu beschriebenen Formen mit anti-NMDA-Rezeptor-Antikörpern oder LGI1-Antikörpern (Vincent et al. 2011)), cerebellärer Degeneration, Opsoklonus-Myoklonus und paraneoplastischen Polyneuropathien vor (Counsell et al. 1994, Dalmau et al. 2008, Fumal et al. 2006, Glatz et al. 2003, Phuphanich and Brock 2007, Voltz 2006). Insgesamt sind die Immuntherapien allerdings meist nur von geringem Nutzen, so dass als Mittel der ersten Wahl die Gabe von hochdosierten Steroiden empfohlen wird und IVIG in einer Dosierung von 2 g/kg Körpergewicht als Alternative zur PE Mittel der 2. Wahl darstellen (Stangel and Gold 2004, Vedeler et al. 2006).

3.3. Multiple Sklerose (MS)

Die immunmodulatorische Therapie der multiplen Sklerose (MS) hat im letzten Jahrzehnt einen dramatischen Wandel erfahren. Durch die Zulassung von Natalizumab im Jahr 2006 und die Zulassung von Fingolimod im Jahr 2011 für die Eskalationstherapie stehen mehrere Substanzen zur Verfügung und die Zulassung weiterer immunmodulatorischer bzw. immunsuppressiver Therapeutika wird für die nächsten Jahre erwartet. IVIG wurden erstmals 1992, nur ein Jahr nach der Erstbeschreibung des immunmodulatorischen Effektes von IVIG, auch bei der MS eingesetzt (Rothfelder et al. 1982). In einer größeren randomisierten, plazebokontrollierten Studie wurde zunächst auch ein positiver Effekt bei der schubförmigen MS beschrieben (Fazekas et al. 1997). Obwohl mehrere kleinere Studien die Wirksamkeit auf die Reduktion der Schubrate bestätigten (Achiron et al. 1998, Lewanska et al. 2002, Sorensen et al. 1998), konnte dieser Effekt in einer gut konzipierten randomisierten Studie letztlich nicht bestätigt werden (Fazekas et al. 2008) (☞ Tab. 3.1). Daher spielen IVIG im Therapieschema der schubförmigen MS derzeit nur eine untergeordnete Rolle (☞ Tab. 3.2). Ein Einsatz ist heutzutage allenfalls off-label bei Versagen bzw. Nebenwirkungen anderer Therapieoptionen gerechtfertigt (Stangel 2011). Aufgrund der

	Fazekas et al. 1997	Achiron et al. 1998	Sorensen et al. 1998	Lewanska et al. 2002	Fazekas et al. 2008
Studiendesign	parallel	parallel	cross-over	3 Arme	3 Arme
Eingeschlossene Patientenzahl	148	40	26	49	127
Dosis/Dauer	Plazebo vs. 0,15-0,2 g/kg monatlich	Plazebo vs. 2 g/kg, anschließend 0,4 g/kg alle 2 Monate	2 g/kg monatlich	Plazebo vs. 0,2 g vs. 0,4 g/kg monatlich	Plazebo vs. 0,2 g vs. 0,4 g/kg monatlich
Studiendauer	2 Jahre	2 Jahre	6 Monate	1 Jahr	1 Jahr
Primärer Endpunkt	EDSS	Jährliche Schubrate, Schubfreie Zeit	MRT Anz. Gd+-Läsionen	Jährliche Schubrate	Anteil schubfreier Patienten
Primärer Endpunkt erreicht	Ja	Ja	Ja	Ja	Nein
Probleme	Kein MRT	Niedrige Patientenzahl	Niedrige Patientenzahl	Niedrige Patientenzahl	Niedrige Schubrate der Plazebogruppe

Tab. 3.1: Kontrollierte Studien bei RRMS.

CIS	RRMS			SPMS
	1. Wahl	2. Wahl	3. Wahl	
• Interferon-β • Glatirameracetat	• Interferon-β • Glatirameracetat • Natalizumab[1] • Fingolimod[1] • (Azathioprin[2])	• Natalizumab • Fingolimod	• Mitoxantron • (Cyclophosphamid[3])	• Mitoxantron • Interferon-β[4] • (Cyclophosphamid[3])

Tab. 3.2: Therapieschema der zugelassenen MS-Therapeutika.
CIS: Klinisch isoliertes Syndrom; RRMS: Schubförmig-remittierende MS; SPMS: sekundär chronisch progrediente MS.
[1] Natalizumab und Fingolimod sind als primäre Therapie bei zuvor unbehandelten Patienten nur bei hoher Schubaktivität (mind. 2 Schübe im letzten Jahr mit Krankheitsprogression) zugelassen. Die wesentliche Indikation ist die Eskalationstherapie; [2] Azathioprin ist zugelassen für die Therapie der MS wenn eine Behandlung mit anderen Basistherapeutika nicht möglich ist oder wenn unter Azathioprin ein stabiler Verlauf erreicht wurde. Studien nach modernen Kriterien liegen jedoch nicht vor; [3] Zugelassen für bedrohlich verlaufende Autoimmunerkrankungen, somit als Ausweichtherapie bei fulminanten MS-Verläufen; [4] Nur bei aufgesetzten Schüben. Zugelassen sind die Präparate Betaferon®, Extavia®, Rebif®.

Vielzahl mittlerweile zugelassener Therapien tritt diese Situation jedoch nur selten auf.

Gerechtfertigt scheint im Einzelfall der Einsatz postpartal zur Reduktion der nach der Entbindung ansteigenden Schubrate. Hier liegt zwar eine größere randomisierte Studie vor, die jedoch keinen Unterschied zwischen einer niedrigeren und einer höheren Dosierung zeigen konnte (Haas and Hommes 2007). Aufgrund eines fehlenden Plazeboarmes und dem Vergleich lediglich mit einer historischen Patientenkohorte konnte diese Studie jedoch keine sichere Evidenz für die Wirksamkeit bei der Verhinderung postpartaler MS-Schübe erbringen. Therapiealternativen bestehen in dieser Erkrankungsphase jedoch nicht, weshalb IVIG im Einzelfall erwogen werden können. Wenn eingesetzt, sollte eine Dosis von 0,15 g/kg monatlich eingesetzt werden (Stangel and Gold 2011).

Bei der sekundär chronisch progredienten MS haben sich IVIG als nicht wirksam erwiesen (Hommes et al. 2004, Pöhlau et al. 2007). Ebenso konnte kein positiver Effekt in klinischen Studien zur Regeneration (wie dies aus experimentellen Daten vermutet wurde) gezeigt werden (Noseworthy et al. 2000, Noseworthy et al. 2001, Stangel et al. 2000). Eine Zusammenfassung der Therapieempfehlungen für IVIG bei MS findet sich in Tab. 3.3.

3.4. Myositiden

Myositiden bilden eine heterogene Gruppe von subakuten oder chronischen Muskelerkrankungen, die die Gemeinsamkeit von Paresen und entzündlichen Infiltraten in der Muskelbiopsie aufweisen. Aufgrund von klinischen Merkmalen, histopathologischen Befunden und unterschiedlichem Ansprechen auf Therapien werden derzeit vier Myositiden in der klinischen Praxis unterschieden: Polymyositis (PM), Dermatomyositis (DM), nekrotisierende autoimmune Myositis (NAM) und sporadische Einschlusskörpermyositis (IBM) (☞ Tab. 3.4) (Dalakas 2011b).

Die Mehrzahl der Patienten mit PM und DM spricht auf Kortikosteroide an. Auch wenn hier keine kontrollierten Studien vorliegen, sind diese Mittel der ersten Wahl. IVIG wurden bei der DM in einer kleinen kontrollierten Studie mit 15 Patienten, die nicht auf die Primärtherapie angesprochen haben, geprüft (Dalakas et al. 1993). In verschiedenen Parametern zeigte sich ein positiver Effekt, so dass IVIG bei Patienten mit steroidrefraktärer DM als Mittel der zweiten Wahl gelten, auch wenn keine Zulassung besteht (Dalakas 2011a, Patwa et al. 2012, Stangel and Gold 2011). Bei Patienten mit PM und NAM liegen keine kontrollierten Studien zur Therapie mit IVIG vor. Allerdings belegen Fallberichte und Fallserien dass IVIG wahrscheinlich auch hier wirksam sind. Insbesondere bei schnellem Verlauf mit akut auftretenden Paresen werden IVIG als Therapieoption angesehen (Dalakas 2011a). Als Dosis werden 2 g/kg, verteilt auf 2-5 Tage, empfohlen. Erste Fallberichte deuten darauf, dass auch SCIG bei Myositiden wirksam sind (Danieli et al. 2011).

	Empfehlung	Kommentar
Schubförmige MS	Einsatz nur in Ausnahmefällen, wenn alle zugelassenen Therapien nicht möglich sind oder ein stabiler Verlauf unter IVIg belegt ist.	Ältere Studien deuten auf eine Schubreduktion hin. Dies konnte die neuere PRIVIG Studie nicht belegen.
Sekundär progressive MS	Keine Indikation	2 Studien mit negativem Ergebnis.
Primär progressive MS	Keine Indikation	Nur eine kleine Studie mit wenigen Patienten vorliegend. Die Empfehlung ist auch aus den Daten zur SPMS extrapoliert.
Schubtherapie	Keine Indikation	Drei Studien zeigen keinen Effekt von IVIg auf Schubdauer und Regeneration zusätzlich zu Steroiden.
Reduktion postpartaler Schübe	Individuelle Entscheidung	Wahrscheinlich wirksam. Studien waren im Design nicht geeignet, um eine definitive Antwort zu geben.
Klinisch isoliertes Syndrom	Keine Empfehlung	Eine Studie, allerdings monozentrisch, zeigt vergleichbare Wirkung zu β-Interferonen. Diese und Glatirameracetat sind zugelassen.
Regeneration/ Remyelinisierung	Keine Indikation	Studien aus dem Tiermodell konnten bei MS-Patienten nicht bestätigt werden.

Tab. 3.3: Empfehlungen zum Einsatz von IVIg während der verschiedenen Krankheitsstadien der MS (nach (Stangel und Gold 2011).

Bei der IBM gestaltet sich die Therapie schwieriger, da Steroide hier keine oder kaum eine Wirkung haben. Grund hierfür scheint eine degenerative Komponente im Pathomechanismus der IBM zu sein (Dalakas 2011b). IVIG wurden in 3 kleineren kontrollierten Studien mit insgesamt 77 Patienten geprüft (☞ Tab. 3.5) (Dalakas et al. 2001b, Dalakas et al. 1997, Walter et al. 2000)). Die Wirkung war in allen Studien moderat und das individuelle Ansprechen heterogen. Aufgrund von fehlenden Therapiealternativen gelten IVIG trotz des geringen Effektes als Mittel der ersten Wahl bei IBM (Stangel and Gold 2004, Stangel and Gold 2011). Dies wird international kritischer gesehen (Patwa et al. 2012). Der beste Effekt scheint die Besserung einer Schluckstörung zu sein, wo ein Therapieversuch gerechtfertigt ist. Auf den Langzeitverlauf scheinen Immunsuppressive Therapien keinen Einfluss zu haben und in einer Studie wurde sogar beobachtet, dass in einigen Fällen sogar eine leichte Exazerbation der Symptome durch die Immunsuppressiva aufgetreten ist (Benveniste et al. 2011).

3.5. Stiff-person-Syndrom

Das Stiff-person-Syndrom ist eine seltene Erkrankung, die klinisch durch eine Steigerung des Muskeltonus mit Rigidität der lumbalen und stammnahen proximalen Extremitätenmuskulatur charakterisiert ist. Die schmerzhaften Muskelspasmen können durch sensorische Reize wie z.B. laute Geräusche (Startle-Reaktion) ausgelöst werden. Im EMG zeigt sich eine kontinuierliche Aktivität in antagonistischen Muskeln. Typischerweise ist die Rigidität im Schlaf nicht vorhanden (Alexopoulos and Dalakas, 2010). Bei ungefähr 80 % der Patienten finden sich Antikörper gegen GAD (saure Glutamatdecarboxylase), wobei allerdings die pathophysiologische Bedeutung dieser Antikörper nicht geklärt ist, da bei 70 % der GAD-positiven Patienten auch Antikörper gegen GABARAP (GABA-receptor associated protein) im Serum zu finden sind (Alexopoulos and Dalakas 2010). Weiterhin wurden auch Patienten mit anderen Antikörperspezifitäten wie z.B. anti-Amphyphysin-Antikörpern beschrieben (Sommer et al. 2005). Bei ca. 5 % der Patienten ist das Stiff-person Syndrom para-

	Dermatomyositis	Polymyositis	Nekrotisierende autoimmune Myositis	Einschlusskörpermyositis
Entwicklung	Subakut	Subakut	Akut (Tage)	Chronisch (Jahre)
Alter	Kinder und Erwachsene	>20 Jahre		>50 Jahre
Geschlecht	Frauen>Männer	Frauen>Männer		Männer> Frauen
Verteilung	Proximale Muskeln	Proximale Muskeln	Atemmuskulatur häufiger beteiligt	Proximal und distal, Gesichtsmuskeln, Schluckstörung
Atrophie	Keine	Bei chronischen Verläufen		M. quadrizeps, Fingerflexoren typisch
Schmerz	Oft	Manchmal		selten
Hautveränderungen	Ja	Nein	Nein	nein
CK	bis 50-fach	bis 50-fach	Stark erhöht (bis mehrere tausend)	Normal bis leicht erhöht
Paraneoplastisch	möglich	möglich		nein
Ansprechen auf Steroide	ja	ja		nein oder minimal
Histologie	Perifaszikuläre Infiltrate, $CD4^+$-T-Zellen, Komplementablagerungen	Endomysial, $CD8^+$-T-Zellen	Nekrotisierte Fasern, Makrophagen-Infiltrate, keine T-Zellen	$CD8^+$-T-Zellen, Vakuolen mit filamentären Einschlüssen im EM, Amyloid-Ablagerungen

Tab. 3.4: Wesentliche Charakteristika entzündlicher Myopathien.

	Dalakas et al. 1997	Walter et al. 2000	Dalakas et al. 2001b
Design	Doppelblind, crossover	Doppelblind, crossover	Doppelblind, parallel
Patienten	19	22	36
Dosis/Dauer	2 g/kg monatlich für 3 Monate, dann crossover	2 g/kg monatlich für 6 Monate, dann crossover	60 mg Prednison täglich + 2 g/kg monatlich für 3 Monate oder Plazebo
Endpunkt	MRC score MVIC	MRC score, NSS, EMG, Selbstevaluation	MRC score, QMT
Ergebnis	MRC, MVIC nicht signifikant. Muskelkraft in Beinen und Schlucken unter IVIg verbessert	Nur im NSS kleine, signifikante Verbesserung. Individuelles Ansprechen heterogen	MRC, QMT nicht signifikant. Entzündung in Biopsien mit IVIg geringer

Tab. 3.5: Kontrollierte Studien bei Einschlusskörpermyositis (IBM).

neoplastisch und in 35 % besteht gleichzeitig ein Diabetes mellitus (Alexopoulos and Dalakas 2010). Insgesamt gilt das Stiff-person-Syndrom als Autoimmunerkrankung, auch wenn die pathophysiologischen Mechanismen noch nicht geklärt sind.

IVIG wurden in einer randomisierten Studie mit 16 GAD-positiven Patienten in einem Cross-over-Design untersucht (Dalakas et al. 2001a). Monatliche Infusionen von 2 g/kg für 3 Monate führten im Vergleich zum Plazebo Zeitraum zu einer Besserung der Muskelsteifigkeit und der Schreckreaktion (startle). Der Effekt setzte recht früh nach IVIG Gabe ein und hielt für 2-3 Monate an. Daten zur Langzeitwirksamkeit liegen nicht vor. Da auch Steroide, Plasmapherese oder der anti-CD20-Antikörper Rituximab wirksam sind und Diazepam eine symptomatische Linderung bewirkt (Baker et al. 2005, Meinck and Thompson 2002), sind IVIG zwar eine Option zur Therapie des Stiff-person-Syndroms, ein Vergleich zu den anderen Therapien ist jedoch nicht möglich.

3.6. Post-Polio-Syndrom

Die typischen klinischen Merkmale des Post-Polio-Syndroms (PPS) sind eine zunehmende Schwäche, Erschöpfbarkeit und gelegentlich auch Schmerzen Jahrzehnte nach durchgemachter Polio. Der genaue Pathomechanismus ist unklar, aber die erhöhte Expression von proinflammatorischen Zytokinen in Liquorzellen hat zur der Hypothese geführt, dass das PPS immunvermittelt ist (Gonzalez et al. 2002). Die Therapie mit IVIG führte zu einem Absinken von TNFα- und IFNγ-Expression in mononukleären Liquorzellen (Gonzalez et al. 2004), so dass eine randomisierte Studie mit 142 PPS-Patienten initiiert wurde (Gonzalez et al. 2006). Hier zeigte sich nach Gabe von 90 g und Wiederholung der Infusion nach 3 Monaten nur eine moderate Verbesserung der Muskelkraft. Bei Lebensqualität, Fatigue oder Schlafqualität zeigten sich keine Unterschiede zwischen den mit IVIG behandelten Patienten und der mit Plazebo behandelten Gruppe. Schmerzen waren nur in der Untergruppe der Patienten reduziert, die zu Anfang der Studie ein Schmerzsyndrom angab. Ähnliche allenfalls moderate Ergebnisse zeigten sich in einer weiteren kleinen plazebokontrollierten Studie mit 20 Patienten (Farbu et al. 2007) und in einer kleinen unkontrollierten Studie (Kaponides et al. 2006). In einer weiteren unkontrollierten Studie berichteten 2/3 der Patienten mit PPS und Schmerz über eine Besserung der Schmerzsymptomatik (Werhagen und Borg 2011). Insgesamt sind diese Daten jedoch nicht überzeugend genug, um eine generelle Empfehlung für IVIG bei PPS zu geben (Patwa et al. 2012, Stangel und Gold 2011).

3.7. Weitere Erkrankungen mit Einzelfallbeschreibungen zur Wirksamkeit von IVIG

Bei einer Reihe weiterer neurologischer Erkrankungen wurde die erfolgreiche Gabe von IVIG in Einzelfallberichten oder Fallserien beschrieben. Für keine dieser Indikationen sind IVIG zugelassen. Eine Zusammenfassung findet sich in Tab. 3.6. Im Einzelfall muss abgewogen werden, inwiefern ein Off-label-Einsatz nach Ausschöpfen der Standardtherapien gerechtfertigt ist.

Erkrankung	Kommentar	Literatur
Adrenoleukodystrophie	Keine klinische Besserung	Cappa et al. 1994
ALS	Keine klinische Besserung	Meucci et al. 1996 Dalakas et al. 1994
Alzheimersche Erkrankung	Mehrere positive Fallserien. Eine Phase-III-Studie wird derzeit durchgeführt	Dodel et al. 2004 Relkin et al. 2009
ANCA-assoziierte Vaskulitis mit Polyneuropathie	Besserung der neurologischen Symptome 2 Wochen nach IVIG	Jayne et al. 2000
Ataxie assoziiert mit Gluten-Sensitivität	Besserung 2-3 Wochen nach IVIG	Burk et al. 2001
Autoimmune Ganglionopathie	Besserung bei α3-Acetylcholinrezeptor positiven und negativen Patienten	Iodice et al. 2009
Beçet-Erkrankung	Positive Berichte	Rewald and Jaksic 1990 Seider et al. 2001
Bickerstaff-Enzephalitis	Besserung (siehe auch Übergang zu Miller-Fisher-Syndrom)	Sugiyama et al. 2003 Fox et al. 2000
Brachiale und lumbosacrale Plexopathie/neuralgische Schulteramyotrophie	Besserung wenn früh bei neuralgischer Schulteramyotrophie eingesetzt	Verma and Bradley 1994 Triggs et al. 1997 Nakajima et al. 2006
Diabetische Amyotrophie	Auch deutliche Schmerzreduktion	Ogawa et al. 2001 Kawagashira et al. 2007
Fibromyalgie	Bei Patienten mit gleichzeitigen neurophysiologischen Zeichen einer CIDP Besserung der Schmerzen	Caro et al. 2008
Hashimoto-Enzephalopathie	Nach Versagen einer Steroidtherapie eingesetzt	Jacob and Rajabally 2005
HIV-Myelopathie	Besserung nach erster Gabe	Cikurel et al. 2009
Isolierte Vaskulitis des ZNS	Einzelfallbericht	Boman et al. 1995
Komplexes regionales Schmerzsyndrom (CRPS)	Einzelfallbericht	Goebel et al. 2005
Narkolepsie	Erste positive Berichte konnten in einer Fallserie mit 4 Patienten nicht bestätigt werden	Dauvilliers et al. 2002 Lecendreux et al. 2003 Fronczek et al. 2007 Valko et al. 2008
Neuromyotonie	Nach Ausschöpfen anderer Therapien Versuch mit IVIG gerechtfertigt	Alessi et al. 2000
Parainfektiöser Opsoklonus-Myoklonus	Einzelfall mit positivem Effekt	Glatz et al. 2003
Parvovirus B19-assoziierte Fatigue	Auch Elimination von Parvovirus B19 und Normalisierung von Zytokindysregulation	Kerr et al. 2003 McGhee et al. 2005

Erkrankung	Kommentar	Literatur
Rassmussen-Enzephalitis	IVIG neben dem Einsatz von Tacrolimus derzeit am erfolgreichsten eingeschätzt. IVIG in Konsens Empfehlungen als eine mögliche Therapie empfohlen	Bien 2008 Bien et al. 2005
Schmerzsyndrome	Bei veschiedensten Schmerzsyndromen Besserung beschreiben	Goebel et al. 2002
Sjögren-Syndrom mit (schmerzhafter) Polyneuropathie oder Dysautonomie	Mehrere positive Fallberichte und Serien	Kizawa et al. 2006 Morozumi et al. 2009 Wakasugi et al. 2009 Dupond et al. 1999 Rajabally et al. 2007
Susac-Syndrom	Positive Berichte in Kombination mit Steroiden oder nach erfolgloser Gabe von Steroid und Cyclophosphamid	Fox et al. 2006 Ayache et al. 2000 Vila et al. 1995
Systemischer Lupus erythematodes	Gutes Ansprechen neuropsychiatrischer Symptome beschrieben	Levy et al. 1999 Milstone et al. 2005 Tomer and Shoenfeld 1992
Strahleninduzierte Plexopathie	Bei einem Pat. transienter Effekt, nicht bei wiederholter Gabe. Wohl nicht wirksam	Bersano et al. 2004
Zentrale Pontine Myelinolyse	In einem Einzelfall positiver Effekt	Finsterer et al. 2000

Tab. 3.6: Neurologische Erkrankungen, bei denen über den Einsatz von IVIG in Einzelfällen oder offenen Fallserien berichtet wurde.

3.8. Literatur

Achiron, A., Gabbay, U., Gilad, R., Hassin-Baer, S., Barak, Y., Gornish, M., Elizur, A., Goldhammer, Y., Sarova-Pinhas, I. Intravenous immunoglobulin treatment in multiple sclerosis.Effect on relapses. Neurology 1998;50: 398-402.

Alessi, G., De Reuck, J., De Bleecker, J., Vancayzeele, S. Successful immunoglobulin treatment in a patient with neuromyotonia. Clin Neurol Neurosurg 2000;102:173-175.

Alexopoulos, H., Dalakas, M.C. A critical update on the immunopathogenesis of Stiff Person Syndrome. European J Clin Invest 2010;40:1018-25.

Ayache, D., Plouin-Gaudon, I., Bakouche, P., Elbaz, P., Gout, O. Microangiopathy of the inner ear, retina, and brain (Susac syndrome): report of a case. Arch Otolaryngol Head Neck Surg 2000;126:82-84.

Bain, P.G., Motomura, M., Newsom-Davis, J., Misbah, S.A., Chapel, H.M., Lee, M.L., Vincent, A., Lang, B. Effects of intravenous immunoglobulin on muscle weakness and calcium-channel autoantibodies in the Lambert-Eaton myasthenic syndrome. Neurology 1996;47: 678-683.

Baker, M.R., Das, M., Isaacs, J., Fawcett, P.R., Bates, D. Treatment of stiff person syndrome with rituximab. J Neurol Neurosurg Psychiatry 2005;76:999-1001.

Benveniste, O., Guiguet, M., Freebody, J., Dubourg, O., Squier, W., Maisonobe, T., Stojkovic, T., Leite, M.I., Allenbach, Y., Herson, S., Brady, S., Eymard, B., Hilton-Jones, D. Long-term observational study of sporadic inclusion body myositis. Brain 2011;134:3176-84.

Bersano, A., Carpo, M., Cappellari, A., Bresolin, N., Nobile-Orazio, E. Transient response to immune therapies in post-irradiation lumbosacral radiculoplexopathy. J Neurol 2004;251:488-490.

Bien, C.G., Granata, T., Antozzi, C., Cross, J.H., Dulac, O., Kurthen, M., Lassmann, H., Mantegazza, R., Villemure, J.G., Spreafico, R., Elger, C.E. Pathogenesis, diagnosis and treatment of Rasmussen encephalitis: a European consensus statement. Brain 2005;128:454-471.

Bien, C.G. Diagnostik, therapie und Verlauf der Rasmussen-Enzephalitis. Z Epileptol 2008;21:59-68.

Boman, S., Ballen, J.L., Seggev, J.S. Dramatic responses to intravenous immunoglobulin in vasculitis. J Intern Med 1995;238:375-377.

Burk, K., Melms, A., Schulz, J.B., Dichgans, J. Effectiveness of intravenous immunoglobin therapy in cerebellar ataxia associated with gluten sensitivity. Ann Neurol 2001;50:827-828.

Cappa, M., Bertinti, E., del Balzo, P., Cambiaso, P., Di Biase, A., Salvati, S. High dose immunoglobulin IV treatment in adrenoleukodystrophy. J Neurol Neurosurg Psychiatry 1994;57 (Supplement):69-70.

Caro, X.J., Winter, E.F., Dumas, A.J. A subset of fibromyalgia patients have findings suggestive of chronic inflammatory demyelinating polyneuropathy and appear to respond to IVIg. Rheumatology 2008;47:208-211.

Cikurel, K., Schiff, L., Simpson, D.M. Pilot study of intravenous immunoglobulin in HIV-associated myelopathy. AIDS Patient Care STDS 2009;23:75-78.

Comi, G., Roveri, L., Swan, A., Willison, H., Bojar, M., Illa, I., Karageorgiou, C., Nobile-Orazio, E., Van den Bergh, P., Swan, T., Hughes, R., Aubry, J., Baumann, N., Hadden, R., Lunn, M., Knapp, M., Leger, J.M., Bouche, P., Mazanec, R., Meucci, N., van der Meche, F., Toyka, K., Inflammatory Neuropathy, C., Treatment, G. A randomised controlled trial of intravonous immunoglobulin in IgM paraprotein associated demyelinating neuropathy. J Neurol 2002;249:1370-1377.

Counsell, C.E., McLeod, M., Grant, R. Reversal of subacute paraneoplastic cerebellar syndrome with intravenous immunoglobulin. Neurology 1994;44:1184-1185.

Dalakas, M., Fujii, M., Li, M., Lutfi, B., Kyhos, J., McElroy, B. High-dose intravenous immune globulin for stiff person syndrome. N Engl J Med 2001a;345:1870-1876.

Dalakas, M., Koffman, B., Fujii, M., Spector, S., Sivakumar, K., Cupler, E. A controlled study of IVIG combined with prednisone in the treatment of IBM. Neurology 2001b;56:323-327.

Dalakas, M.C., Illa, I., Dambrosia, J.M., Soueidan, S.A., Stein, D.P., Otero, C., Dinsmore, S., McCrosky, S. A controlled trial of high-dose intravenous immune globulin infusions as treatment for dermatomyositis. N Engl J Med 1993;329:1993-2000.

Dalakas, M.C., Stein, D.P., Otero, C., Sekul, E., Cupler, E.J., McCrosky, S. Effect of high-dose intravenous immunoglobulin on amyotrophic lateral sclerosis and multifocal motor neuropathy. Arch Neurol 1994;51:861-864.

Dalakas, M.C., Quarles, R.H., Farrer, R.G., Dambrosia, J., Soueidan, S., Stein, D.P., Cupler, E., Sekul, E.A., Otero, C. A controlled study of intravenous immunoglobulin in demyelinating neuropathy with IgM gammopathy. Ann Neurol 1996;40:792-795.

Dalakas, M.C., Sonies, B., Dambrosia, J., Sekul, E., Culper, E., Sivakumar, K. Treatment of inclusion-body myositis with IVIg: A double-blind, placebo-controlled study. Neurology 1997;48:712-716.

Dalakas, M.C. Inflammatory myopathies: management of steroid resistance. Curr Opin Neurol 2011a;24:457-62.

Dalakas, M.C. Review: An update on inflammatory and autoimmune myopathies. Neuropathol Appl Neurobiol 2011b;37:226-42.

Dalmau, J., Gleichman, A.J., Hughes, E.G., Rossi, J.E., Peng, X., Lai, M., Dessain, S.K., Rosenfeld, M.R., Balice-Gordon, R., Lynch, D.R. Anti-NMDA-receptor encephalitis: case series and analysis of the effects of antibodies. Lancet Neurol 2008;7:1091-8.

Danieli, M.G., Pettinari, L., Moretti, R., Logullo, F., Gabrielli, A. Subcutaneous immunoglobulin in polymyositis and dermatomyositis: a novel application. Autoimmun Rev 2011;10:144-9.

Darnell, R.B., Posner, J.B. Paraneoplastic syndromes involving the nervous system. N Engl J Med 2003;349: 1543-1554.

Dauvilliers, Y., Carlander, B., Rivier, F., Touchon, J., Tafti, M. Successful management of cataplexy with intravenous immunoglobulins at narcolepsy onset. Ann Neurol 2002;56:905-908.

Dodel, R., Du, Y., Depboylu, C., Hampel, H., Frölich, L., Haag, A., Hemmeter, U., Paulsen, S., Teipel, S.J., Brettschneider, S., Spottke, A., Nölker, C., Möller, H.J., Wei, X., Farlow, M., Sommer, N., Oertel, W.H. Intravenous immunoglobulins containing antibodies against amyloid for the treatment of Alzheimer's disease. J Neurol Neurosurg Psychiatry 2004;75:1472-1474.

Dupond, J.L., Gil, H., de Wazieres, B. Five-year efficacy of intravenous gammaglobulin to treat dysautonomia in Sjogren's syndrome. Am J Med 1999;106:125-125.

Elovaara, I., Apostolski, S., van Doorn, P., Gilhus, N.E., Hieraharju, A., Honkaniemi, J., van Schaik, I.N., Scolding, N., Soelberg-Sõrensen, P., Udd, P. EFNS guidelines for the use of intravenous immunoglobulin in treatment of neurological diseases. Eur J Neurol 2008;15:893-908.

Eurelings, M., Lokhorst, H.M., Kalmijn, S., Wokke, J.H., Notermans, N.C. Malignant transformation in polyneuropathy associated with monoclonal gammopathy. Neurology 2005;64:2079-84.

Farbu, E., Rekand, T., Vik-Mo, E., Lygren, H., Gilhus, N.E., Aarli, J.A. Post-polio syndrome patients treated with intravenous immunoglobulin: a double-blind randomized controlled pilot study. Eur J Neurol 2007;14: 60-65.

Fazekas, F., Deisenhammer, F., Strasser-Fuchs, S., Nahler, G., Mamoli, B., for the Austrian Immunoglobulin in

Multiple Sclerosis Study. Randomised placebo-controlled trial of monthly intravenous immunoglobulin therapy in relapsing-remitting multiple sclerosis. Lancet 1997;349:589-593.

Fazekas, F., Lublin, F.D., Li, D., Freedman, M.S., Hartung, H.P., Rieckmann, P., Soelberg-Sõrensen, P., Maas Enriquez, M. Intravenous Immunoglobulin in Relapsing-Remitting Multiple Sclerosis: A Dose-finding Trial. Neurology 2008;71:265-271.

Finsterer, J., Engelmayer, E., Trnka, E., Stiskal, M. Immunoglobulins are effective in pontine myelinolysis. Clin Neuropharmacol 2000;23:110-113.

Fox, R.J., Kasner, S.E., Galetta, S.L., Chalela, J.A. Treatment of Bickerstaff's brainstem encephalitis with immune globulin. J Neurol Sci 2000;178:88-90.

Fox, R.J., Costello, F., Judkins, A.R., Galetta, S.L., Maguire, A.M., Leonard, B., Markowitz, C.E. Treatment of Susac syndrome with gamma globulin and corticosteroids. J Neurol Sci 2006;251:17-22.

Fronczek, R., Verschuuren, J., Lammers, G.J. Response to intravenous immunoglobulins and placebo in a patient with narcolepsy with cataplexy. J Neurol 2007;254: 1607-1608.

Fumal, A., Jobe, J., Pepin, J.L., Delvaux, V., Senterre, J.M., Bonaventure, S., Maertens de Noordhout, A. Intravenous immunoglobulins in paraneoplastic brainstem encephalitis with anti-Ri antibodies. J Neurol 2006;253: 1360-1361.

Glatz, K., Meinck, H.M., Wildemann, B. Parainfectious opsoclonus-myoclonus syndrome: high dose intravenous immunoglobulins are effective. J Neurol Neurosurg Psychiatry 2003;74:279-280.

Goebel, A., Netal, S., Schedel, R., Sprotte, G. Human pooled immunoglobulin in the treatment of chronic pain syndromes. Pain Med 2002;3:119-127.

Goebel, A., Stock, M., Deacon, R., Sprotte, G., Vincent, A. Intravenous immunoglobulin response and evidence for pathogenic antibodies in a case of complex regional pain syndrome. 1. Ann Neurol 2005;57:463-464.

Gonzalez, H., Khademi, M., Andersson, M., Wallstrom, E., Borg, K., Olsson, T. Prior poliomyelitis-evidence of cytokine production in the central nervous system. J Neurol Sci 2002;205:9-13.

Gonzalez, H., Khademi, M., Andersson, M., Piehl, F., Wallstrîm, E., Borg, K., Olsson, T. Prior poliomyelitis-IvIg treatment reduces proinflammatory cytokine production. J Neuroimmunol 2004;150:139-144.

Gonzalez, H., Sunnerhagen, K.S., Sjîberg, I., Kaponides, G., Olsson, T., Borg, K. Intravenous immunoglobulin for post-polio syndrome: a randomised controlled trial. Lancet Neurol 2006;5;493-500.

Gorson, K.C., Ropper, A.H., Weinberg, D.H., Weinstein, R. Efficacy of intravenous immunoglobulin in patients with IgG monoclonal gammopathy and polyneuropathy. Arch Neurol 2002;59:766-772.

Haas, J., Hommes, O.R. A dose comparison study of IVIg in postpartum relapsing-remitting multiple sclerosis. Mult Scler 2007;13:900-908.

Hermosilla, E., Lagueny, A., Vital, C., Vital, A., Ferrer, X., Steck, A., Julien, J. Peripheral neuropathy associated with monoclonal IgG of undetermined significance: clinical, electrophysiologic, pathologic and therapeutic study of 14 cases. J Peripher Nerv Syst 1996;1:139-148.

Hommes, O.R., Sorensen, P.S., Fazekas, F., Maas Enriquez, M., Koelmel, H.W., Fernandez, O., Pozzilli, C., O'Connor, M., for the European Study of immunoglobulin in Multiple Sclerosis group. Intravenous immunoglobulin in secondary progressive multiple sclerosis: randomised placebo-controlled trial. Lancet 2004;364: 1149-1156.

Iodice, V., Kimpinski, K., Vernino, S., Sandroni, P., Low, P.A. Immunotherapy for autoimmune autonomic ganglionopathy. Auton Neurosci 2009;146:22-25.

Jacob, S., Rajabally, Y.A. Hashimoto's encephalopathy: steroid resistance and response to intravenous immunoglobulins. J.Neurol.Neurosurg.Psychiatry 2005;76:455-456.

Jayne, D.R., Chapel, H., Adu, D., Misbah, S., O'Donoghue, D., Scott, D., Lockwood, C.M. Intravenous immunoglobulin for ANCA-associated systemic vasculitis with persistent disease activity. Q J Med 2000;93:433-439.

Kaponides, G., Gonzalez, H., Olsson, T., Borg, K. Effect of intravenous immunoglobulin in patients with post-polio syndrome – an uncontrolled pilot study. J Rehabil Med 2006;38:138-140.

Kawagashira, Y., Watanabe, H., Oki, Y., Iijima, M., Koike, H., Hattori, N., Katsuno, M., Tanaka, F., Sobue, G. Intravenous immunoglobulin therapy markedly ameliorates muscle weakness and severe pain in proximal diabetic neuropathy. J Neurol Neurosurg Psychiatry 2007; 78:899-901.

Kerr, J.R., Cunniffe, V.S., Kelleher, P., Bernstein, R.M., Bruce, I.N. Successful intravenous immunoglobulin therapy in 3 cases of parvovirus B19-associated chronic f-atigue syndrome. Clin Infect Dis 2003;36:e100-e106.

Kizawa, M., Mori, K., Iijima, M., Koike, H., Hattori, N., Sobue, G. Intravenous immunoglobulin treatment in painful sensory neuropathy without sensory ataxia associated with Sjogren's syndrome. J Neurol Neurosurg Psychiatry 2006;77:967-969.

Latov, N. Pathogenesis and therapy of neuropathies associated with monoclonal gammopathies. Ann Neurol 1995;37 Suppl 1:S32-42.

Latov, N. Prognosis of neuropathy with monoclonal gammopathy. Muscle Nerve 2000;23:150-2.

Lecendreux, M., Maret, S., Bassetti, C., Mouren, M.C., Tafti, M. Clinical efficacy of high-dose intravenous immunoglobulins near the onset of narcolepsy in a 10-year-old boy. J Sleep Res 2003;12:347-348.

Levy, Y., Sherer, Y., Ahmed, A., Langevitz, P., George, J., Fabrizzi, F., Terryberry, J., Meissner, M., Lorber, M., Peter, J.B., Shoenfeld, Y. A study of 20 SLE patients with intravenous immunoglobulin—clinical and serologic response. Lupus 1999;8:705-712.

Lewanska, M., Siger-Zajdel, M., Selmaj, K. No difference in efficacy of two different doses of intravenous immunoglobulins in MS: clinical and MRI assessment. Eur J Neurol 2002;9:565-572.

Mariette, X., Chastang, C., Clavelou, P., Louboutin, J.P., Leger, J.M., Brouet, J.C., for the Ig, M.a.p.s.g. A randomised clinical trial comparing interferon and intravenous immunoglobulin in polyneuropathy associated with monoclonal IgM. J Neurol Neurosurg Psychiatry 1997; 63:28-34.

McGhee, S.A., Kaska, B., Liebhaber, M., Stiehm, E.R. Persistent parvovirus-associated chronic fatigue treated with high dose intravenous immunoglobulin. Pediatr Infect Dis J 2005;24:272-274.

Meinck, H.M., Thompson, P. Stiff man syndrome and related conditions. Movement Disorders 2002;17:853-866.

Meucci, N., Nobile-Orazio, E., Scarlato, G. Intravenous immunoglobulin therapy in amyotrophic lateral sclerosis. J Neurol 1996;243:117-120.

Milstone, A.M., Meyers, K., Elia, J. Treatment of acute neuropsychiatric lupus with intravenous immunoglobulin (IVIG): a case report and review of the literature. Clin Rheumatol 2005;24:394-397.

Morozumi, S., Kawagashira, Y., Iijima, M., Koike, H., Hattori, N., Katsuno, M., Tanaka, F., Sobue, G. Intravenous immunoglobulin treatment for painful sensory neuropathy associated with Sjogren's syndrome. J Neurol Sci 2009;279:57-61.

Nakajima, M., Fujioka, S., Ohno, H., Iwamoto, K. Partial but rapid recovery from paralysis after immunomodulation during early stage of neuralgic amyotrophy. Eur Neurol 2006;55:227-229.

Noseworthy, J.H., O'Brien, P.C., Weinshenker, B.G., Weis, J.A., Petterson, T.M., Erickson, B.J., Windebank, A.J., Whisnant, J.P., Stolp-Smith, K.A., Harper, C.M., Low, P.A., Romme, L.J., Johnson, M., An, K.N., Rodriguez, M. IV immunoglobulin does not reverse established weakness in MS. A double-blind, placebo-controlled trial. Neurology 2000;55:1135-1143.

Noseworthy, J.H., O'Brien, P.C., Petterson, T.M., Weis, J., Stevens, L., Peterson, W.K., Sneve, D., Cross, S.A., Leavitt, J.A., Auger, R.G., Weinshenker, B.G., Dodick, D.W., Wingerchuck, D.M., Rodriguez, M. A randomized trial of intravenous immunoglobulin in inflammatory demyelinating optic neuritis. Neurology 2001;56: 1514-1522.

Ogawa, T., Taguchi, T., Tanaka, Y., Ikeguchi, K., Nakano, I. Intravenous immunoglobulin therapy for diabetic amyotrophy. Intern Med 2001;40:349-352.

Patwa, H.S., Chaudhry, V., Katzberg, H., Rae-Grant, A.D., So, Y.T. Evidence-based guideline: Intravenous immunoglobulin in the treatment of neuromuscular disorders: Report of the Therapeutics and Technology Assessment Subcommittee of the American Academy of Neurology. Neurology 2012;78:1009-15.

Phuphanich, S., Brock, C. Neurologic improvement after high-dose intravenous immunoglobulin therapy in patients with paraneoplastic cerebellar degeneration associated with anti-Purkinje cell antibody. J Neurooncol. 2007;81:67-69.

Pöhlau, D., Przuntek, H., Sailer, M., Bethke, F., Koehler, J., Kînig, N., Heesen, C., Späth, P., Andresen, I. Intravenous immunoglobulin in primary and secondary chronic progressive multiple sclerosis: a randomized placebo controlled multicentre study. Mult Scler 2007;13:1107-1117.

Rajabally, Y.A., Seow, H., Abbott, R.J. Immunoglobulin-responsive dysautonomia in Sjogren's syndrome. J Neurol 2007;254:674-675.

Ramchandren, S., Lewis, R.A. Monoclonal gammopathy and neuropathy. Curr Opin Neurol 2009;22:480-5.

Relkin, N.R., Szabo, P., Adamiak, B., Burgut, T., Monthe, C., Lent, R.W., Younkin, S., Younkin, L., Schiff, R., Weksler, M.E. 18-Month study of intravenous immunoglobulin for treatment of mild Alzheimer disease. Neurobiol Aging 2009;30:1728-1736.

Rewald, E., Jaksic, J.C. Behcet's syndrome treated with high-dose intravenous IgG and low-dose aspirin. J R Soc Med 1990;83:652-653.

Rothfelder, U., Neu, I., Pelka, R. Therapie der Multiplen Sklerose mit Immunglobulin G. Münch med Wschr 1982;124:74-78.

Seider, N., Beiran, I., Scharf, J., Miller, B. Intravenous immunoglobulin therapy for resistant ocular Behcet's disease. Br J Ophthalmol 2001;85:1287-1288.

Simmons, Z., Bromberg, M.B., Feldman, E.L., Blaivas, M. Polyneuropathy associated with IgA monoclonal gammopathy undetermined significance. Muscle Nerve 1993;16:77-83.

Simovic, D., Gorson, K.C., Ropper, A.H. Comparison of IgM-MGUS and IgG-MGUS polyneuropathy. Acta Neurol Scand 1998;97:194-200.

Sommer, C., Weishaupt, A., Brinkhoff, J., Biko, L., Wessig, C., Gold, R., Toyka, K.V. Paraneoplastic stiff-person syndrome: passive transfer to rats by means of IgG antibodies to amphiphysin. Lancet 2005;365:1406-11.

Sorensen, P.S., Wanscher, B., Jensen, C.V., Schreiber, K., Blinkenberg, M., Ravnborg, M., Kirsmeier, H., Larsen, V.A., Lee, M.L. Intravenous immunoglobulin G reduces MRI activity in relapsing multiple sclerosis. Neurology 1998;50:1273-1281.

Stangel, M., Boegner, F., Klatt, C.H., Hofmeister, C., Seyfert, S. A placebo-controlled pilot trial to study the remyelinating potential of intravenous immunoglobulins in multiple sclerosis. J Neurol Neurosurg Psychiatry 2000;68:89-92.

Stangel, M., Gold, R. Einsatz von i.v. Immunglobulinen in der Neurologie. Ein evidenzbasierter Konsens. Nervenarzt 2004;75:801-815.

Stangel, M. Stellenwert intravenöser Immunglobuline in der Therapie der multiplen Skerose. Arzneimitteltherapie 2011;29:305-309.

Stangel, M., Gold, R. [Administration of intravenous immunoglobulins in neurology. An evidence-based consensus: update 2010]. Nervenarzt 2011;82:415-6:418, 420.

Storstein, A., Vedeler, C.A. Paraneoplastic neurological syndromes and onconeural antibodies: clinical and immunological aspects. Adv Clin Chem 2007;44:143-85.

Sugiyama, N., Hamano, S., Koga, M. High-dose intravenous immunoglobulin therapy in a child case of Bickerstaff's brainstem encephalitis. No To Hattatsu 2003;35: 327-330.

Theaudin, M., Lozeron, P., Lacroix, C., Chretien, P., Ducot, B., Denier, C., Adams, D. Short and long-term effect of IVIg in demyelinating neuropathy associated with MGUS, experience of a monocentric study. Rev Neurol 2011;167:897-904.

Tomer, Y., Shoenfeld, Y. Successful treatment of psychosis secondary to SLE with high dose intravenous immunoglobulin. Clin Exp Rheumatol 1992;10:391-393.

Triggs, W.J., Young, M.S., Eskin, T., Valenstein, E. Treatment of idiopathic lumbosacral plexopathy with intravenous immunoglobulin. Muscle Nerve 1997;20:244-246.

Valko, P.O., Khatami, R., Baumann, C.R., Bassetti, C.L. No persistent effect of intravenous immunoglobulins in patients with narcolepsy with cataplexy. J Neurol 2008; 255:1900-1903.

Vedeler, C.A., Antoine, J.C., Giometto, B., Graus, F., Grisold, W., Hart, I.K., Honnorat, J., Sillevis Smitt, P.A., Verschuuren, J.J., Voltz, R. Management of paraneoplastic neurological syndromes: report of an EFNS Task Force. Eur J Neurol 2006;13:682-690.

Verma, A., Bradley, W.G. High-dose intravenous immunoglobulin therapy in chronic progressive lumbosacral plexopathy. Neurology 1994;44:248-250.

Vila, N., Graus, F., Blesa, R., Santamaria, J., Ribalta, T., Tolosa, E. Microangiopathy of the brain and retina (Susac's syndrome): Two patients with atypical features. Neurology 1995;45:1225-1226.

Vincent, A., Bien, C.G., Irani, S.R., Waters, P. Autoantibodies associated with diseases of the CNS: new developments and future challenges. Lancet Neurology 2011;10: 759-72.

Voltz, R. Paraneoplastic neurological syndromes: An update on diagnosis, pathogenesis and therapy. Lancet Neurology 2002;1:294-305.

Voltz, R. Intravenous immunoglobulin therapy in paraneoplastic neurological syndromes. J Neurol 2006;253 Suppl 5:V33-V38.

Wakasugi, D., Kato, T., Gono, T., Ito, E., Nodera, H., Kawaguchi, Y., Yamanaka, H., Hara, M. Extreme efficacy of intravenous immunoglobulin therapy for severe burning pain in a patient with small fiber neuropathy associated with primary Sjogren's syndrome. Mod Rheumatol 2009;19:437-440.

Walter, M.C., LochmÅller, H., Toepfer, M., Schlotter, B., Reilich, P., Schrîder, M., MÅller-Felber, W., Pongratz, D. High-dose immunoglobulin therapiy in sporadic inclusion body myositis: a double-blind, placebo controlled study. J Neurol 2000;247:22-28.

Werhagen, L., Borg, K. Effect of intravenous immunoglobulin on pain in patients with post-polio syndrome. J Rehabil Med 2011;43:1038-40.

Fallbeispiele

4. Fallbeispiele

4.1. Guillain-Barré-Syndrom – IVIG-Gabe nach vorangegangener Plasmaseparation

Vorgeschichte

Ein 35-jähriger, in Kanada lebender Kinderkardiologe deutschstämmiger Abkunft befand sich zur Weiterbildung in Deutschland als er eine über 5 Tage von distal nach proximal aufsteigende Tetraparese verspürte. Der Patient stellte sich umgehend in einem Krankenhaus der Maximalversorgung vor, wo die Diagnose eines Guillain-Barré-Syndroms gestellt und unmittelbar eine Therapie in Form einer Plasmaseparation initiiert wurde. Zum Zeitpunkt der Vorstellung in diesem Krankenhaus bestand eine Tetraparese mit distalem Gradienten. Laut Arztbrief im Bereich der Fußmuskulatur Kraftgrad 3/5 (nach MRC) beidseits, proximale Muskulatur der unteren Extremitäten Kraftgrad 4/5 beidseits, an den oberen Extremitäten distal Kraftgrad 3/5 beidseits, proximal 5–/5 beidseits. Keine Sensibilitätsstörungen, keine Hirnnervenbeteiligung, Blasen- und Mastdarmfunktion intakt.

Auswärts wurden 5 Plasmaseparationen innerhalb von 7 Tagen durchgeführt. Der Patient verließ auf eigenen Wunsch das Krankenhaus. Eine Verbesserung des Beschwerdebildes trat in den darauffolgenden 9 Tagen nicht auf, subjektiv hatten die Beschwerden sogar zugenommen. Daraufhin stellte sich der Patient in unserer Klinik mit der Frage nach weiteren therapeutischen Optionen vor.

Dem Ereignis vorangegangen war etwa 14 Tage zuvor ein Infekt der oberen Atemwege.

Untersuchungsbefund

In der klinisch-neurologischen Untersuchung zeigte sich eine diskrete bilaterale periphere Fazialisparese, der übrige Hirnnervenbefund war regelrecht. Motorik: der Tonus zeigte sich allseits regelrecht; grobe Kraft: deutliche Tetraparese mit allseitiger distaler Betonung. Die Fußhebung und -senkung mit Kraftgrad 3/5 beidseits, Kniebeugung und -streckung beidseits Kraftgrad 4–/5 an, Hüftbeugung Kraftgrad 4/5 an, Beinad- und -abduktion Kraftgrad 4/5 beidseits; obere Extremitäten: Fingerflexoren und -extensoren Kraftgrad 3/5 beidseits, Armbeugung und -streckung Kraftgrad 3/5 beidseits, im Schultergürtelbereich Kraftgrad 4–/5 beidseits. Die Muskeleigenreflexe waren allseits erloschen, keine Pyramidenbahnzeichen; sensibel für alle Qualitäten seitengleich.

Zusatzuntersuchungen

In der elektrophysiologischen Untersuchung zeigten sich für den N. medianus, N. ulnaris, N. peronaeus und N. tibialis beiseits motorisch keine Reizantworten. Auch keine F-Wellenantworten auslösbar. Die sensiblen Reizantworten waren in den genannten Nerven allseits regelrecht. Ebenso der N. suralis beidseits.

Auf eine Lumbalpunktion wurde verzichtet, da diese bereits im Vorfeld erfolgt war und eine regelrechte Zellzahl bei deutlich erhöhtem Liquoreiweiß zeigte (83 mg/dl); die oligoklonalen Banden waren negativ.

Die im Vorfeld auswärts bestimmten anti-Gangliosid-Antikörper zeigten sich negativ, insbesondere kein Nachweis sog. anti-GM1-Antikörper.

Diagnose und Therapie

Die Differentialdiagnose des Guillain-Barré-Syndroms umfasst zahlreiche andere Erkrankungen sowohl des ersten als auch des zweiten Motoneurons, wobei beim klassischen Verlauf mit von distal nach proximal aufsteigender schlaffer Lähmung, dem Erlöschen der Muskeleigenreflexe sowie der typischen zytoalbuminären Dissoziation mit erhöhtem Liquoreiweiß bei normaler Zellzahl und dem klassischen elektrophysiologischen Befund des F-Wellen-Verlustes in der Elektroneurografie die Diagnosestellung häufig relativ klar ist. Akut können natürlich ein Hirnstamminfarkt als auch eine Hirnstammencephalitis eine schlaffe Lähmung aller Extremitäten erzeugen, der klinische Verlauf der klassischen Progredienz über Stunden bis Tage lässt sich jedoch nicht wiederfinden. Differentialdiagnostisch ist ebenso an eine akute Myelitis zu denken oder eine akute Myelopathie. Periphere Neuropathien mit ähnlichem Bild können auftreten nach einer Tollwutimpfung, bei der diphterischen Neuropathie, Intoxikationen, bei Vaskulitiden oder auch im Rahmen einer sog. Critical-Illness-Neuropathie. Muskuläre Erkrankungen wie eine inflammatorische Myopathie, eine Hypokaliämie oder Hypophosphatämie sind zwar in den Lehrbüchern immer unter der Rubrik der Differentialdiagnose aufgeführt, im klinischen Alltag aber gut zu unterscheiden.

Der Patient wurde aufgrund der weiterhin doch stark beeinträchtigenden Behinderung mit intravenösen Immunglobulinen in einer Dosierung von 2,0 g/kg Körpergewicht, aufgeteilt auf 5 aufeinander folgende Tage zu je 0,4 g/kg KG therapiert. Darunter kam es rasch zu einer Besserung des Beschwerdebildes und 14 Tage nach der letzten Infusion betrug die Parese im Bereich der unteren Extremitäten distal lediglich Kraftgrad 4/5 beidseits, an den oberen Extremitäten Kraftgrad 4+/5 beidseits.

Kommentar

Der vorliegende Fall beschreibt eine klassische Präsentation eines Guillain-Barré-Syndroms, das nach anfänglich frustranem Versuch einer Therapie in Form einer Plasmaseparation im zweiten Durchgang mit intravenösen Immunglobulinen (IVIG) erfolgreich therapiert wurde. Seit fast 30 Jahren ist die Plasmaseparation als Goldstandard zur Behandlung des Guillain-Barré-Syndroms etabliert. Die Evidenz für die Wirksamkeit dieser Therapie beruht auf 6 klinischen Studien; bei vier dieser Untersuchungen, bei denen Daten zu 585 Teilnehmern vorhanden sind, verbesserte die Plasmaseparation innerhalb von vier Wochen die klinische Behinderung. Seit in einer randomisierten und kontrollierten Studie gezeigt werden konnte, dass intravenöse Immunglobuline gleich wirksam sind wie die Plasmaseparation, ersetzte IVIG die invasivere Plasmaseparation als bevorzugte Behandlung des schweren Guillain-Barré-Syndroms, insbesondere aufgrund seiner einfacheren Handhabung (van der Meche et al. 1992).

Einzelne Berichte legen nahe, dass IVIG besser ist als die Plasmasepration, insbesondere bei solchen Patienten, die eine vorangegangene Infektion mit *C. jejuni* durchgemacht haben, Antikörper gegen GM1 oder GM1B aufweisen oder klinisch eine vorwiegend motorische Affektion und axonale Schädigung aufweisen. Keine dieser Korrelationen ist jedoch bisher etabliert und es ist daher verfrüht, Therapieentscheidungen aufgrund von klinischen oder paraklinischen Parametern zu treffen (Kieseier et al. 2004).

In dem oben geschilderten Fall ist nicht sicher zu definieren, welche therapeutische Wirksamkeit durch die Plasmapherese letztendlich sich entwickelt hat. Die fehlende Verbesserung kann ebenso als Verhinderung einer weiteren Progression interpretiert werden. In dem konkreten Fall wurde sehr frühzeitig ein zweites therapeutisches Regime in Form von IVIG implementiert. Die Literatur zumindest zeigt, dass die Kombination aus Plasmapherese und IVIG keinen signifikanten zusätzlichen Vorteil bringt. Umgekehrt bleibt doch festzuhalten, dass die Zahl der erforderlichen Zyklen einer Plasmaseparation in großen prospektiven Studien zumindest gezeigt hat, dass bei Patienten mit moderater bis schwerer klinischer Beteiligung vier Separationen adäquat erscheinen und weitere Separationen keinen zusätzlichen Nutzen bringen (The French Corporative Group on Plasmaexchange in Guillain-Barré Syndrome 1997). Umgekehrt möchte man auch nicht zu viel Zeit verstreichen lassen, um mittels immungerichteter Therapien eine Wirkung vor weiterer Schädigung des Nervensystems zu erreichen. In dem oben geschilderten Fall führte die Therapie mit IVIG in der Standarddosierung zumindest klinisch zu dem Erfolg, der sich einstellen sollte.

Es gilt weiterhin, dass der therapeutische Zugang zum Guillain-Barré-Syndrom multidisziplinär bleibt, insbesondere im Lichte möglicher tödlicher Komplikationen, die in großen Feldstudien weiterhin bis zu 10 % der Patienten betreffen. Etwa 25 % aller Erkrankten werden beatmungspflichtig, autonome Funktionsstörungen wie Brady- und Tachyarrhythmien, arterielle Hypo- und Hypertonie sowie thrombembolische Komplikationen erfordern intensivmedizinische Maßnahmen. Neben den supportiven Maßnahmen beruht die kausal orientierte Behandlung gegenwärtig weiterhin auf zwei Säulen: Der Plasmapherese und der Gabe intravenöser Immunglobuline, idealerweise innerhalb der ersten 14 Tage nach Symptombeginn.

Literatur

Van der Meché, F.G.A., Schmitz, P.I.M., Dutch Guillain-Barré StudyGroup. A randomized trial comparing intravenous immune globulinand plasma exchange in Guillain-Barré syndrome. N Engl J Med 1992;326:1123-29

Kieseier, B.C., Kiefer, R., Gold, R. et al. Advances in understanding and treatment of immune-mediated disorders of the peripheral nervous system. Muscle Nerve 2004;30:131-56

The French Cooperative Group on Plasma Exchange in Guillain-Barré Syndrome. Appropriate number of plasma exchanges in Guillain-Barré syndrome. Ann Neurol 1997;41:298-306

4.2. Miller-Fisher-Syndrom bei bekannter Motoneuronerkrankung

Vorgeschichte

Bei dem 60-jährigen Patient ist seit 6 Jahren eine Motoneuronerkrankung bekannt, die sich anfänglich mit einem Kraftverlust der linken Hand sowie entsprechenden Muskelatrophien manifestiert hat. Im Verlauf entwickelten sich Faszikulationen und eine leichte Zungenatrophie. Zeichen des ersten Motoneurons bestanden zu keinem Zeitpunkt, auch wenn die Muskeleigenreflexe in den Vorbefunden als sehr lebhaft beschrieben werden. Sensible Symptome bestanden nie. Wegen HWS-Beschwerden wurde eine zervikale Myelopathie mittels MRT ausgeschlossen. Die genetische Testung auf ein Kennedy-Syndrom war negativ. Eine Dauertherapie mit Riluzole wurde bei Diagnose einer Motoneuronerkrankung initiiert.

Der Patient klagt akut über eine zunehmende Gangstörung, Doppelbilder besonders beim Betrachten bewegter Bilder sowie über eine zunehmende Sprechstörung. Weiterhin werden generalisierte sensible Symptome beklagt. Der neuen Symptomatik vorausgegangen war ein Infekt mit Übelkeit, Erbrechen, sowie Kopf- und Nackenschmerzen. Die Verschlechterung wurde hausärztlich zunächst auf die bekannte Motoneuronerkrankung zurückgeführt.

Untersuchungsbefund

Voll orientierter und kooperativer Patient ohne Hinweis auf ein neuropsychologisches oder kognitives Defizit. Angabe von Nackenschmerzen, jedoch kein Meningismus oder Lhemittsches Zeichen. Es zeigt sich eine horizontale Blickparese. Die Zungenmotorik scheint leicht verlangsamt mit fraglichen Faszikulationen der Zunge. Der übrige Hirnnervenstatus zeigt einen regelrechten Befund. Bei der Kraftprüfung zeigen sich wie auch in den Voruntersuchungen leichte Paresen (MRC Grad 4) der Daumenabduktion und -opposition beidseits, der Fingerstrecker und Fingerspreizer links, der Hüftbeugung links sowie der Fußheber links. Die Muskeleigenreflexe an den Armen sind schwach auslösbar, an den Beinen sind sie nicht auslösbar. Das Babinski-Zeichen ist beidseits negativ. Es zeigen sich Atrophien des IOD I beidseits. Faszikulationen werden am Oberarm gesehen. Der freie Gang ist breitbasig und ataktisch, der Seiltänzergang ist nicht durchführbar, Zehen- und Hackengang sind nicht möglich. Beim Romberg-Stehversuch besteht eine ungerichtete Fallneigung. Es wird eine erhöhte Berührungsempfindlichkeit des linken Armes und Beines angegeben bei normaler Berührungsempfindung am Rumpf. Die Pallästhesie ist an den unteren Extremitäten erloschen (bimalleolär und bipatellar 0/8).

Zusatzuntersuchungen

Neurografie: N. peroneus links motorisch und N. medianus rechts mit Amplitudenreduktion bei ansonsten normwertigen Messwerten. N. suralis links mit verlangsamter Nervenleitgeschwindigkeit und erniedrigter Amplitude. Am N. ulnaris rechts motorisch Leitungsblock mit verminderter Amplitude bei Stimulation oberhalb des Sulcus ulnaris und am Erbschen Punkt. Am Unterarm verlangsamte Nervenleitgeschwindigkeit, verzögerte distale motorische Latenz und verzögerte F-Wellen. Sensibel am N. ulnaris rechts kein Reizantwortpotential erhältlich.

Liquor: Normale Zellzahl, Gesamteiweiß leicht erhöht (0,55 g/l), leichte Schrankenstörung, Laktat normwertig, oligoklonale Banden negativ.

Gangliosidantikörper: GQ1b ++, GT1a ++, GT1b +, GD1a (+), Sulfatide (+). Negativ: GM1, GM2, GM3, GM4, GD1b, GD2, GD3

Diagnose und Therapie

Die Schwierigkeit in der Diagnosestellung bei diesem Patienten bestand in der bekannten Motoneuronerkrankung, die in den vorangegangenen Jahren zu einer zunehmenden Schwäche der Hände und leichten Dysarthrie geführt hat. Die von dem Patienten neu beklagten Beschwerden mit Doppelbildern und Gangunsicherheit entwickelten sich allerdings deutlich schneller als der bisherige Verlauf es hätte vermuten lassen. Die Angabe von Doppelbildern wäre auch für eine Motoneuronerkrankung sehr untypisch. Letztlich auch die Angabe von sensiblen Symptomen musste zu dem Schluss führen, dass diese Beschwerden nicht im Zusammenhang mit der Motoneuronerkrankung stehen. Klinisch zeigte sich der Verdacht auf ein Miller-Fisher Syndrom (MFS), dessen typische Trias aus Okulomotorikstörung, Ataxie und Areflexie besteht. Diese zeigte sich bei dem Patienten in der horizontalen Blickparese, der Gangataxie und den erloschenen Muskeleigenreflexen der Beine bei vorbefundlich lebhaften Reflexen. Mittels der Zusatzuntersuchungen konnte die Diagnose gesichert werden. Insbesondere die GQ1b-Antikörper gelten als diagnostischer Marker für das MFS (Kaida and Kusunoki, 2010). Ebenso zeigt die neurophysiologische Untersuchung Befunde, die nicht zu einer Motoneuronerkrankung passen, insbesondere der Leitungsblock am N. ulnaris sowie die teilweise verlangsamten Nervenleitgeschwindigkeiten deuten auf eine demyelinisierende Erkrankung.

Es erfolgte eine Therapie mit 35 g IVIG täglich über 5 Tage (Gesamtdosis 2 g/kg Körpergewicht), worunter die Symptomatik bereits rückläufig war. Vier Wochen später hatten sich die Okulomotorikstörung und die sensiblen Symptome komplett zurückgebildet, das Gangbild war sicher mit nur diskreter Unsicherheit im Romberg-Stehversuch. Die Muskeleigenreflexe waren bis auf den schwachen Achillessehnenreflex alle sehr lebhaft auslösbar. Die Paresen und Faszikulationen waren unverändert vorhanden.

Kommentar

Das Ungewöhnliche dieses Falles liegt in der vorbestehenden Motoneuronerkrankung, auf die eine zunehmende Gangstörung zunächst zurückgeführt wurde. Die dann aber für eine Motoneuronerkrankung untypischen klinischen Symptome führten zur korrekten Diagnose. Die Sensibilitätsstörung zeigt den Übergang des MFS zum klassischen Guillain-Barré-Syndrom (GBS) auf. Auch der Infekt im Vorfeld der Erkrankung ist typisch. Letztlich hat der klinische Verlauf die Diagnose auch noch einmal bestätigt.

Analog zum GBS wird das MFS mit IVIG behandelt, obwohl es keine kontrollierten Studien gibt. In einer nicht kontrollierten Studie haben IVIG ebenso wie die Plasmapherese zu einer schnellen Besserung der Symptome geführt (Mori et al. 2007). Allerdings war die Zeit bis zum Erreichen einer kompletten Remission auch bei unbehandelten Patienten sehr schnell, so dass beim MFS auch im Spontanverlauf von einer schnellen Besserung auszugehen ist. Insbesondere bei schwer betroffenen Patienten sollte eine Therapie durchgeführt werden, um eine schnelle Remission zu erreichen. IVIG gelten hier als Mittel der Wahl, alternativ zur Plasmapherese.

Literatur

Kaida, K., Kusunoki, S. Antibodies to gangliosides and ganglioside complexes in Guillain-Barre syndrome and Fisher syndrome: mini-review. J Neuroimmunol 2010; 223:5-12.

Mori, M., Kuwabara, S., Fukutake, T., Hattori, T. Intravenous immunoglobulin therapy for Miller Fisher syndrome. Neurology 2007;68:1144-1146.

4.3. Chronisch inflammatorische demyelinisierende Polyradikuloneuritis (CIDP) - "der Klassiker"

Vorgeschichte

Ein 57-jähriger Patient berichtet über seit 6 Jahren bestehende Kribbelparästhesien in beiden Füßen. Diese ließ er zunächst orthopädisch abklären, ohne dass ein wegweisender Befund erhoben werden konnte. In den folgenden 9 Monaten entwickelte der Patient zusätzlich symmetrische Schwächen in den oberen und unteren Extremitäten, sowohl proximal als auch distal. Aufgrund der deutlichen Progredienz der Beschwerden stellte sich der Patient zur weiteren Abklärung in einer Neurologischen Klinik vor.

Der Patient leidet nicht an anderen Vorerkrankungen, die Familienanamnese zeigt sich leer.

Untersuchungsbefund

In der klinisch-neurologischen Untersuchung zeigte sich ein wacher, allseits orientierter Patient; der Hirnnervenstatus war bis auf eine diskrete faziale Asymmetrie links regelrecht. Motorik: Tonus allseits regelrecht, Trophik: distal betonte, insbesondere an den unteren Extremitäten deutliche Hypo- bis Atrophien, akzentuiert an den Zehenextensoren beidseits; grobe Kraft: Zehenstreckung und -beugung Kraftgrad 2/5 (nach MRC), Fußhebung und -senkung beidseits Kraftgrad 4/5, Kniestreckung und -beugung Kraftgrad 5–/5, Hüftbeugung Kraftgrad 4/5, im Bereich der oberen Extremitäten distal Kraftgrad 4–/5, proximal Kraftgrad 4/5.

Muskeleigenreflexe: Bizepssehnenreflex und Brachioradialisreflex beidseits schwach auslösbar, Trizepssehnenreflex beidseits fehlend; Patellarsehnenreflex beidseits schwach auslösbar, Achillessehnenreflex beidseits fehlend, keine Pyramidenbahnzeichen; Sensibilität: Pallanästhesie im Bereich der distalen oberen und unteren Extremitäten, an der Patella beidseits 4/8, am Olecranon beidseits 5/8; Lagesinn an den unteren Extremitäten vollständig aufgehoben. Koordination: Romberg mit ungerichteter Fallneigung bei geschlossenen Augen, komplexe Gangvarianten nur mit visueller Kontrolle möglich.

Zusatzuntersuchungen

In der elektrophysiologischen Untersuchung zeigte sich in der Neurografie eine Verlängerung der F-Wellen-Latenzen im Bereich des N. ulnaris als auch des N. medianus rechts, die distalmotorischen Latenzen waren verlängert sowie die sensible Neurografie im Bereich des N. medianus vollständig aufgehoben sowie im Bereich des N. ulnaris verlangsamt. Der N. tibialis als auch der N. peronaeus rechts zeigten eine deutliche Verlängerung der Nervenleitgeschwindigkeit bei regelrechten Amplituden, die F-Wellen-Antwort war deutlich verlängert, der N. suralis rechts zeigte sich ebenfalls mit verlängerter Nervenleitgeschwindigkeit bei regelrechter Amplitude.

In der durchgeführten Lumbalpunktion zeigte sich ein erhöhtes Liquoreiweiß mit 73 mg/dl bei regelrechter Leukozytenzahl.

Diagnose und Therapie

Der vorliegende Fall beschreibt eine typisch verlaufende CIDP. Die "klassische" CIDP präsentiert sich mit den klinischen Symptomen symmetrischer Paresen, proximal als auch distal, abgeschwächten oder erloschenen Reflexen sowie symmetrischen Sensibilitätsstörungen. Elektrophysiologisch findet sich typischerweise ein symmetrischer Nachweis von Demyelinisierung, häufig symmetrisch reduzierte sensible Amplituden, häufig auch Leitungsblöcke. Der Liquor präsentiert sich mit erhöhtem Liquoreiweiß bei regelrechter Zellzahl. Davon abzugrenzen sind die sog. DADS-Neuropathie (distal acquired demyelinating symmetric neuropathy), bei der typischerweise keine Paresen bestehen, sowie die MADSAM-Neuropathie (multifocal acquired demyelinating sensory and motor neuropathy), die asymmetrisch Paresen präsentiert, mit multifokalen Sensibilitätsstörungen einhergeht und typischerweise asymmetrische Veränderungen auch in der Elektrophysiologie zeigt. Bei asymmetrischer Präsentation und Fehlen einer Sensibilitätsstörung liegt in der Regel eine sog. MMN (multifocal motor neuropathy) vor. Im praktischen Alltag haben sich die sog. Saperstein-Kriterien als einfachste Form zur Diagnosestellung der CIDP bewährt: Gefordert werden hierbei die symmetrische proximale als auch distale Schwäche als Hauptkriterium, als Nebenkriterium distale Schwäche oder Sensibilitätsstörung sowie Hypo- oder Areflexie und per definitionem eine Mindestdauer der Erkrankung von zwei Monaten. Neben typischen Veränderungen in der Elektrophysiologie werden ein typischer Liquorbefund mit einer Eiweißerhöhung und, falls durchgeführt, Zeichen der Demyelinisierung in der Biopsie des N. suralis gefordert.

Der hier beschriebene Patient wurde nach Sicherung der Diagnose mit intravenösen Immunglobulinen entsprechend dem etablierten Schema aus der ICE-Studie antherapiert: 2,0 g/kg Körpergewicht als sog. Loading dose (an zwei aufeinander folgenden Tagen jeweils 1,0 g/kg KG) sowie eine Erhaltungsdosis von 1,0 g/kg KG alle vier Wochen. Unter diesem Therapieregime kam es binnen 4 Monaten zu einer deutlichen Besserung des Beschwerdebildes, nach 6 Monaten betrugen die Paresen im Bereich der unteren Extremitäten distal lediglich Kraftgrad 4+/5, proximal Kraftgrad 5–/5, an den oberen Extremitäten allseits Kraftgrad 5–/5.

Kommentar

Der vorliegende Fall beschreibt die klassische Präsentation einer CIDP, die erfreulicherweise rasch auf die Gabe von intravenösen Immunglobulinen eine therapeutische Besserung zeigte.

Verschiedene therapeutische Strategien führen zu einer klinischen Wirksamkeit bei der CIDP, neben den intravenösen Immunglobulinen zählen dazu die Kortikosteroide sowie die Plasmaseparation. In randomisierten, kontrollierten Studien zeigten intravenöse Immunglobuline eine signifikante klinische Verbesserung gegen Placebo, die früheren Studien hatten jedoch die Limitation einer kurzen Beobachtungsdauer. Erst unlängst wurden die Daten der sog. ICE-Studie publiziert: 117 Patienten mit einer klar definierten CIDP wurden in dieser bislang größten durchgeführten randomisierten, doppelblinden, placebokontrollierten Studie eingeschlossen, um die Wirksamkeit der Substanz über 24 Wochen zu untersuchen. Anschließend erfolgte eine Re-Randomisierung in eine Extensionsstudie für weitere 24 Wochen. Patienten, die Immunglobuline erhielten, zeigten eine signifikante klinische Verbesserung im Vergleich zum Placeboarm; dies zeigte sich sowohl in der initialen Behandlungsphase als auch in der Extensionsphase dieser Studie, in der deutlich weniger der zu IVIG randomisierten Patienten einen Rückfall erlitten. Die Ergebnisse der ICE-Studie führten zur Zulassung von Gamunex zur Behandlung der CIDP.

Wichtig bei der Behandlung der CIDP bleibt die möglichst frühzeitige Diagnose, um frühzeitig die Erkrankung suffizient therapieren zu können, damit weitergehende Demyelinisierung und sekundärer axonaler Schaden als Ursache bleibender Behinderung vermieden werden.

Literatur

Hughes, R.A.C., Donofrio, P., Bril, V. et al. Intravenous immune globulin (10% caprylatechromatography purified) for the treatment of chronic inflammatory demyelinating polyradiculoneuropathy (ICE study): a randomised placebo-controlled trial. Lancet Neurol 2008;7: 136-144

Köller, H., Kieseier, B.C., Jander, S. et al. Chronic Inflammatory Demyelinating Polyneuropathy. N Engl J Med 2005;352:1343-1356

Saperstein, D.S., Katz, J.S., Amato, A.A., Barohn, R.J. Clinical spectrum of chronic acquired demyelinating polyneuropathies. Muscle Nerve 2001;24:311-324

4.4. Rezidivierende Lähmungen: Schubförmig verlaufende CIDP

Vorgeschichte

Ein 40-jähriger Ingenieur beklagt zunächst, dass er die Zahnpastatube nicht richtig ausdrücken könne, da seine Finger schwach seien. Gleichzeitig verspürt er ein Taubheitsgefühl in den Fingerspitzen beidseits. Die Schwäche in der rechten Hand sei über wenige Tage entstanden und innerhalb von 3 Wochen sei auch der linke Arm betroffen gewesen. Auch habe er nicht mehr so gut laufen können. Vorausgegangen seien keinerlei Infekte oder Impfungen. Vorerkrankungen bestanden nicht.

Nach Ausschluss einer zervikalen Myelopathie wurde der Verdacht auf eine Plexuneuritis geäußert und eine Therapie mit 40 mg Dexamethason i.v. begonnen und das Dexamethason über 2 Monate wieder ausgeschlichen. Bereits wenige Tage nach der Steroidgabe kam es zu einer deutlichen klinischen Besserung und nach ca. 3 Monaten hatte der Patient wieder volle Kraft.

Nach 6 Monaten kam es zu einer erneuten Schwäche der rechten Hand mit Parästhesien und einer leichten Beinschwäche beidseits. Unter einer erneuten Dexamethasontherapie waren die Beschwerden stabil bzw. wieder leicht rückläufig. Aufgrund fortbestehender Schwäche erfolgte eine erneute stationäre Einweisung.

Untersuchungsbefund

Wacher, voll orientierter Patient. Kein Meningismus. Hirnnervenstatus regelrecht. Paresen der Fingerspreizer rechtsbetont mit MRC Kraftgrad (KG) 3, leichte rechtsbetonte Atrophie der Mm. interossei. Schwäche der Fingerbeuger und Fingerstrecker rechts KG 3, links KG 4. Ansonsten keine Paresen an den Armen. An den Beinen keine umschriebenen Paresen in der Einzelprüfung, allerdings ist das monopedale Hüpfen beidseits verplumpt, Zehen- und Hackenstand sind erschwert. An den Armen ist lediglich der BSR links schwach auslösbar, ansonsten Areflexie. An den Beinen ist der PSR beidseits erloschen, ASR beidseits schwach. Die Koordination ist intakt, ebenso die Sensibilität.

Zusatzuntersuchungen

Neurografie: Am N. medianus sind die motorischen Nervenleitgeschwindigkeiten leicht vermindert (rechts 40 m/s, links 37 m/s) bei normaler distaler Latenz und Amplitude. Am N. ulnaris links ist die Nervenleitgeschwindigkeit unterhalb des Sulcus vermindert (38 m/s), im Sulcusbereich noch deutlicher (links 22 m/s, rechts 18 m/s). Bei proximaler Stimulation zeigt sich eine Reduktion der Amplitude links um 50 %, rechts um 65 %; somit Vorliegen eines Leitungsblockes bilateral. Die F-Wellen sind an den Nn. mediani, ulnares und tibiales beidseits deutlich verlängert.

Elektromyografie: Mäßige pathologische Spontanaktivität im M. abducens pollicis brevis rechts, M. abductor digiti minimi und M. extensor digitorum communis rechts. In allen 3 Muskeln auch chronisch neurogener Umbau mit polyphasischen und vergrößerten Potentialen.

Liquor: 2 Zellen/µl, Protein 399 mg/dl, Laktat normal, keine oligoklonalen Antikörper, keine intrathekale IgG-Synthese. Borrelien- und Lues-Antikörper negativ.

Labor: Normale Befunde für Routineparameter, antineuronale Antikörper, Gangliosidantikörper, ANA, ANCA, Rheumafaktor, Skelettmuskelantikörper, Hepatitis B und C, HIV.

Diagnose und Therapie

Insbesondere aufgrund der neurophysiologischen Befunde mit verlangsamten Nervenleitgeschwindigkeiten, Leitungsblöcken und verlängerten F-Wellen wurde die Diagnose eines Rezidivs einer chronisch entzündlichen demyelinisierenden Polyneuropathie CIDP gestellt. Nachdem die Symptomatik beim ersten Mal steroidresponsiv war, kam es jetzt nur zu einer zögerlichen Besserung unter Steroiden. Daher wurden IVIG in einer Dosis von 0,4 g/kg Körpergewicht an 5 aufeinanderfolgenden Tagen verabreicht. Darunter kam es zu einer schnellen Besserung der Paresen und auch zu einer korrespondierenden Besserung in der Neurographie. Im weiteren Verlauf hat sich die klinische Symptomatik komplett zurückgebildet, so dass der Patient keinerlei Beschwerden mehr hatte und auch intensiv Sport treiben konnte.

Nach weiteren 4 Monaten kam es zu einem erneuten Rezidiv, welches wiederum auf die Gabe von IVIG innerhalb von wenigen Wochen komplett regredient war. Im weiteren Verlauf wurde die IVIG-Dosis auf 90g (1,2 g/kg Körpergewicht) alle 6 Wochen reduziert, worunter der Patient beschwerdefrei war. Bei einer Verlängerung des Intervalles kam es zu einem erneuten Rezidiv mit Paresen der

Fußheber und -senker, so dass die Gehfähigkeit deutlich beeinträchtigt war. Diese Symptomatik besserte sich erneut prompt nach der IVIG-Gabe. Die Dosis konnte im weiteren Verlauf auf 80 g alle 6 Wochen reduziert werden. Hierunter ist der Patient symptomfrei und treibt wieder Sport.

Kommentar

Bei diesem Fallbeispiel handelt es sich um ein klassisches Beispiel einer rezidivierenden (oder schubförmigen CIDP). Entscheidend für die Diagnose ist die Neurophysiologie (☞ Tab. 2.3), während der Liquor – wie in diesem Fall – nicht obligat pathologische Auffälligkeiten zeigen muss (Koski et al. 2009, Van den Bergh et al. 2010). Es wird weiterhin eine Progredienz über 2 Monate oder wie hier ein schubförmiger Verlauf gefordert. Das Ansprechen auf sowohl Steroide als auch IVIG ist ebenso typisch für die CIDP, wobei in diesem Fall beim ersten Rezidiv die Response auf Steroide nur inkomplett war. Ein Absetzen der Therapie ist durchaus gerechtfertigt, wenn es zu einer kompletten Remission gekommen ist, da einige Patienten nach einer hochosierten Steroidtherapie eine längerfristige Remission haben können (Eftimov et al. 2012). In der Langzeittherapie ist die Wirksamkeit von IVIG gezeigt und es liegt auch eine Zulassung für das Präparat Gamunex® vor. Das Nebenwirkungsprofil ist im Vergleich zu Steroiden auch sicher günstiger. Eine neuere Studie scheint auch eine leichte Überlegenheit in der Wirksamkeit von IVIG im Vergleich zu Steroiden aufzuzeigen (Nobile-Orazio et al. 2012).

Literatur

Eftimov, F., Vermeulen, M., van Doorn, P.A., Brusse, E., van Schaik, I.N. Long-term remission of CIDP after pulsed dexamethasone or short-term prednisolone treatment. Neurology 2012;78:1079-84.

Koski, C.L., Baumgarten, M., Magder, L.S., Barohn, R.J., Goldstein, J., Graves, M., Gorson, K., Hahn, A.F., Hughes, R.A., Katz, J., Lewis, R.A., Parry, G.J., van Doorn, P., Cornblath, D.R. Derivation and validation of diagnostic criteria for chronic inflammatory demyelinating polyneuropathy. J Neurol Sci 2009;277:1-8.

Nobile-Orazio, E., Cocito, D., Jann, S., Uncini, A., Beghi, E., Messina, P., Antonini, G., Fazio, R., Gallia, F., Schenone, A., Francia, A., Pareyson, D., Santoro, L., Tamburin, S., Macchia, R., Cavaletti, G., Giannini, F., Sabatelli, M. Intravenous immunoglobulin versus intravenous methylprednisolone for chronic inflammatory demyelinating polyradiculoneuropathy: a randomised controlled trial. Lancet Neurol 2012;11:493-502.

Van den Bergh, P.Y., Hadden, R.D., Bouche, P., Cornblath, D.R., Hahn, A., Illa, I., Koski, C.L., Leger, J.M., Nobile-Orazio, E., Pollard, J., Sommer, C., van Doorn, P.A., van Schaik, I.N. European Federation of Neurological Societies/Peripheral Nerve Society guideline on management of chronic inflammatory demyelinating polyradiculoneuropathy: report of a joint task force of the European Federation of Neurological Societies and the Peripheral Nerve Society - first revision. Eur J Neurol 2010; 17:356-363.

4.5. CIDP mit akutem Beginn und regionalem Verteilungstyp

Vorgeschichte

Die 73-jährige Patientin wurde vom Notarzt wegen eines akuten Verwirrtheitszustands zugewiesen. Bei Aufnahme war sie nicht orientiert und psychomotorisch unruhig. Insofern wurde im Untersuchungsbefund nur dokumentiert, dass Sie Schwierigkeiten hatte die Arme beim Armvorhalteversuch anzuheben, wobei das auf eine mangelnde Kooperation zurückgeführt wurde. Die Beine wurden seitengleich bewegt, die Muskeleigenreflexe waren seitengleich schwach auslösbar. Eine differenziertere neurologische Befunderhebung war nicht möglich. Blutzucker und Temperatur waren normal, der Blutdruck war mit 207/99 deutlich erhöht. Fremdanamnestisch konnte in Erfahrung gebracht werden, dass die Patientin sich am Vortag wegen Übelkeit und Kopfschmerzen beim Hausarzt vorgestellt hätte. Hier wurde Metoclopramid verordnet. Bis auf eine behandlungsbedürftige arterielle Hypertonie war die medizinische Vorgeschichte bisher unauffällig. Die Angehörigen berichteten auch über einen regelmäßigen Alkoholkonsum. Das Aufnahmelabor zeigte allerdings bis auf eine leichte Leukozytose von 11.000/µl keine Auffälligkeiten, insbesondere keine Stigmata eines chronischen Alkoholmissbrauchs.

Im Aufnahme-CCT fand sich ein unauffälliger Befund. Zum Ausschluss einer Enzephalitis wurde umgehend eine LP durchgeführt, die einen Normalbefund zeigte. Insbesondere war das Liquoreiweiß im Normbereich. Auch das cMRT zeigte am Folgetag bis auf eine moderate Mikroangiopathie keine wegweisenden Befunde. Da keine fokal neurologische Symptomatik, jedoch eine positive Anamnese bzgl. eines regelmäßigen Alkoholkonsums bestand, wurde die Patientin unter der Diagnose eines Alkoholentzugskrampfanfalls mit postiktaler Verwirrtheit behandelt. Unter supportiver Therapie stellte sich in den folgenden Tagen eine völlige Reorientierung und Normalisierung des kognitiven Zustands ein.

Untersuchungsbefund

Mit der zunehmenden kognitiven Normalisierung klagte die Patientin jedoch kontinuierlich über eine Schwäche der oberen Extremität bei Aktivitäten des täglichen Lebens, während das Gehen anfangs noch relativ unbeinträchtig war. Innerhalb kurzer Zeit entwickelte die Patientin eine schlaffe armbetonte Tetraparese. Am 4. Tag nach Aufnahme war die distale Muskulatur der oberen Extremität plegisch, auch die proximale Armmuskulatur konnte allenfalls mit einem MRC KG2/5 bewertet werden. An der unteren Extremität war die Fuß- und Zehenhebung noch gegen die Schwerkraft möglich (KG 3/5) proximal konnte noch gegen Widerstand bewegt werden (KG 4/5). Die Muskeleigenreflexe waren nicht mehr erhältlich, pathologische Reflexe konnten nicht nachgewiesen werden. Sensibilitätsstörungen wurden von der Patientin verneint. Der internistische Befund war bis auf erhöhte Blutdruckwerte unauffällig.

Zusatzuntersuchungen

Eine umgehend durchgeführte MRT des zervikalen Myelons zeigte bis auf einen links paramedianen bis an den Eingang des Neuroforamens reichenden Bandscheibenvorfall bei HWK 5/6 keine pathologischen Veränderungen. Es fand sich keine relevante Einengung des Myelons, kein Anhalt für Raumforderung oder entzündlichen Herd. Insbesondere konnten keine ischämietypischen Vorderhornläsionen nachgewiesen werden.

Elektrophysiologisch zeigten die motorischen Neurographien verlängerte distal motorische Latenzen und einen kompletten Verlust der F-Wellen. Die CMAP-Amplituden waren reduziert, die Reizantwort bei distaler Stimulation zeigte eine vermehrte zeitliche Dispersion (☞ Abb. 4.1). Das Bild entspricht einem partiellen Leitungsblock. Bei Durchführung der MEP konnten lumbal und cervikal keine peripheren Reizantworten ausgelöst werden, die Reizantwort bei kortikaler Stimulation war niedrig amplitudig, schlecht reproduzierbar und deutlich latenzverzögert.

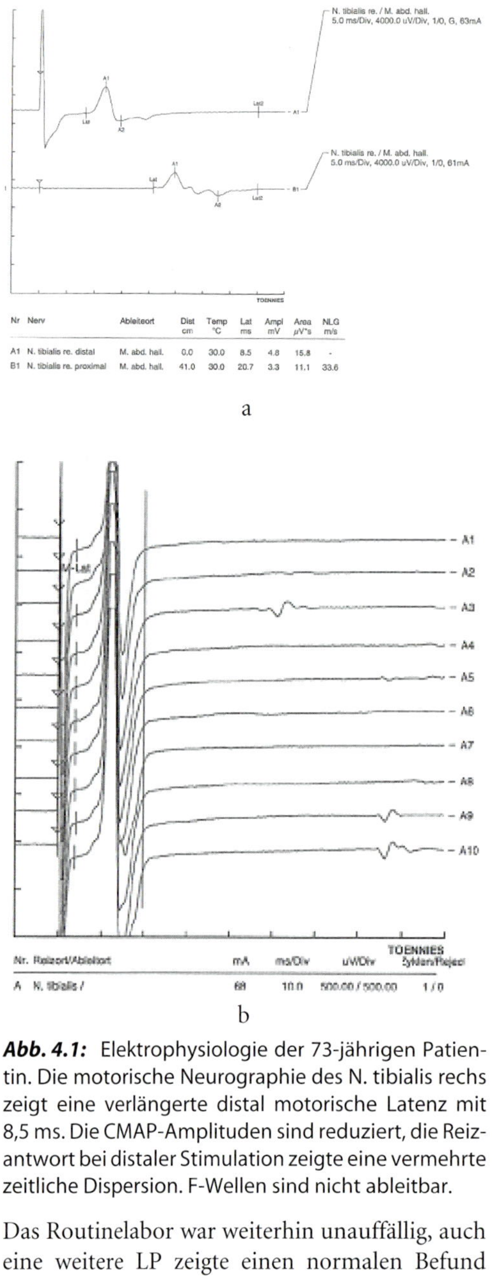

Abb. 4.1: Elektrophysiologie der 73-jährigen Patientin. Die motorische Neurographie des N. tibialis rechs zeigt eine verlängerte distal motorische Latenz mit 8,5 ms. Die CMAP-Amplituden sind reduziert, die Reizantwort bei distaler Stimulation zeigte eine vermehrte zeitliche Dispersion. F-Wellen sind nicht ableitbar.

Das Routinelabor war weiterhin unauffällig, auch eine weitere LP zeigte einen normalen Befund ohne zytoalbuminäre Dissoziation. Die serologischen Parameter waren nicht wegweisend. Interessanterweise zeigte das Präzipitatmuster der Serumimmunelektrophorese das Bild einer mittelgradig ausgeprägten monoklonalen Gammopathie vom Typ IgG-lambda. Bei einer internistischen Abklärung inklusive Knochenmarkpunktion konnte ein Plasmozytom ausgeschlossen werden. Die Autoantikörper, ebenso wie Tumormarker und onkoneurale Antikörper waren negativ.

Diagnose und Therapie

Durch die ungewöhnliche akutmedizinische Präsentation und die besondere Verteilung der Paresen war der geschilderte Fall durchaus eine differentialdiagnostische Herausforderung, auch wenn angesichts der oben geschilderten Untersuchungsbefunde und der elektrophysiologischen Zusatzbefunde alles auf eine akute Polyradikulitis hindeutet. Angesichts der Aufnahme wegen eines Verwirrtheitszustandes und den Verdachtsdiagnosen einer cerebralen Ischämie oder einer Enzephalitis dachten wir allerdings primär angesichts der Klagen der Patientin über eine symmetrische Schwäche der distalen oberen Extremität an ein Spinalis-anterior-Syndrom im Rahmen einer spinalen Ischämie. Angesichts der fehlenden dissoziierten Sensibilitätsstörungen, des generalisierten Reflexausfalls und später auch das normalen HWS MRT haben wir diese Verdachtsdiagnose fallen gelassen und die Diagnostik um eine ausführliche Elektrophysiologie erweitert. Die peripheren Neurographien zeigten die klassischen Befunde eines Guillain-Barré-Syndroms mit Leitungsblöcken, Verzögerung der distal-motorischen Latenzen und Verlust der F-Wellen. Zerviko-brachiale Varianten eines GBS sind zwar selten, es finden sich in der Literatur aber ausreichend Beispiele für diese Manifestationsform der akuten Polyradikulitis (Nagashima 2007). Daher erschien ein GBS mit dominanter brachialer Diplegie eine sinnvolle Arbeitsdiagnose. Eine Behandlung der Patientin mit 5 Plasmapheresezyklen wurde eingeleitet, zog jedoch keine unmittelbare Verbesserung des klinischen Zustands nach sich. Zwei Wochen nach dem letzten Plasmapheresezyklus haben wir uns daher für einen Behandlungszyklus mit 0,4 mg/kg KG IVIG über 5 Tage entschieden. Noch während der IVIG-Infusion setzte eine Erholung der Armfunktion ein.

Kommentar

Nach Studienlage ist der Einsatz von Plasmaaustauschverfahren und IVIG beim GBS als gleichwertig anzusehen (van der Meche et al. 1992; Plasma Exchange/Sandoglobulin Guillain-Barre Syndrome Trial Group, 1997), wobei aufgrund der Seltenheit der Erkrankung keine Daten existieren, ob besondere Manifestationsformen der akuten

Polyradikulitis von der einen Strategie besser profitieren als von der anderen. Die Vorgehensweise bei fehlendem Ansprechen auf ein Verfahren einen Konzeptwechsel zu vollziehen, wie hier der Wechsel vom Plasmaaustauschverfahren hin zur IVIG Gabe ist nicht evidenzbasiert, wird aber von einigen Autoren empfohlen. Einschränkend muss aber gesagt werden, dass die Verbesserung auf die IVIG-Infusion vielleicht nur koinzident war und nicht auszuschließen ist, dass die klinische Erholung das verzögerte Ansprechen auf die Plasmapherese widerspiegelt.

Allerdings hat der Fall im weiteren Verlauf eine interessante Wendung genommen, die u.U. das unterschiedliche Ansprechen auf die anfänglichen Therapiestrategien ein wenig plausibler macht: Nach recht erfreulicher Erholung wurde die Patientin einige Tage nach Beendigung der IVIG-Gabe ohne weitere Medikation (bis auf Antihypertonika) in ein Reha-Zentrum verlegt. Von dort aus erreichte uns ca. 4 Wochen nach Aufnahme, also ca. 10 Wochen nach Symptombeginn, die Nachricht einer deutlichen Verschlechterung der klinischen Situation. Bei Wiederaufnahme zeigte sich erneut eine Diplegie der Arme und eine hochgradige Schwäche der unteren Extremität. Das Gehen, dass zwischenzeitlich ohne Unterstützung gelang, war nicht mehr möglich. Angesichts der zeitlichen Entwicklung war die Diagnose eines armbetonten GBS nicht mehr haltbar – wir vermuten stattdessen eine akut beginnende chronisch inflammatorisch demyelinisierende Polyneuropathie (CIDP). Inwieweit das nachgewiesene Paraprotein eine Rolle spielt und die Manifestation der Erkrankung beeinflusst hat bleibt unklar. Angesicht des Nachweises eines Paraproteins vom Typ IgG-lambda wählten wir das gleiche Regime wie bei einer CIDP ohne monoklonale Gammopathie unspezifischer Signifikanz (MGUS). Wir gaben Steroide und in regelmäßigen Abständen IVIG-Auffrischinfusion mit 1 g/kg Körpergewicht, was letztlich zu Kontrolle des Krankheitsbildes und einer Stabilisierung der Patientin führte, die aktuell Ihre Arme wieder gebrauchen kann.

Weiterführende Literatur

Nagashima, T., Koga, M., Odaka, M., Hirata, K., Yuki, N. Continuous spectrum of pharyngeal-cervical-brachial variant of Guillain-Barré syndrome. Arch Neurol 2007; 64:1519-23.

Plasma Exchange/Sandoglobulin Guillain-Barre Syndrome Trial Group. Comparison of Plasma Exchange, Intravenous Immunoglobulin, and Plasma Exchange Followed by Intravenous Immunoglobulin in the Treatment of Guillain-Barre Syndrome. Lancet 1997;349:225-30.

van der Meche, F.G.A., Schmitz, P. I. M., and the Dutch Guillain-Barre study group. A Randomized Trial Comparing Intravenous Immune Globulin and Plasma Exchange in Guillain-Barre Syndrome. N Engl J Med 1992; 326:1123-9.

4.6. Schmerzlose Fußparese bei einem jungen Mann: Multifokale motorische Neuropathie

Vorgeschichte

Ein 30-jähriger Schweißer stellte sich mit einer langsam entstandenen schmerzlosen linksseitigen Fußheberschwäche ohne begleitende Sensibilitätsstörungen in einem externen Krankenhaus zur weiteren Abklärung vor. Die Vorgeschichte war gänzlich unauffällig; der ledige Patient war zuvor begeisterter Fußballspieler.

Untersuchungsbefund

In der ersten Abklärung zeigte sich im neurologischen Untersuchungsbefund eine leichtgradige Parese der Fuß-, Zehen- und Großzehenheber sowie der Pronation des linken Fußes vom MRC-Kraftgrad 4/5 ohne sensibles Defizit. Der restliche neurologische und internistische Untersuchungsbefund waren unauffällig.

Zusatzuntersuchungen

Die **CK** betrug 378 U/l. In den initial durchgeführten motorischen **Neurographien** am linken und rechten Bein fand sich das kombinierte Bild einer axonalen motorischen Neuropathie mit gleichzeitig vorliegenden Verzögerungen der distal motorischen Latenz sowie verzögerten bzw. ausgefallenen F-Wellen. Zusätzlich konnte ein Leitungsblock am N. peroneus linksseitig im Bereich des proximalen Unterschenkels nachgewiesen werden. Im **EMG** zeigte sich floride Spontanaktivität auch in der N. tibialis versorgten Muskulatur mit chronisch-neurogenen Veränderungen.

Diagnose und Therapie

Unter dem Verdacht auf eine akute axonale Neuropathie wurde zunächst eine hoch dosierte Kortikosteroid-Pulstherapie durchgeführt. Diese erbrachte keine Besserung der Beschwerden mit unverändert ausgeprägten Paresen der Fuß- und Zehenhebung linksseitig. Im Verlauf entwickelten sich zusätzlich auch beidseitige Wadenkrämpfe sowie linksseitig auch eine Fußsenkerschwäche vom Kraftgrad 4/5 mit Muskelatrophien im vorderen wie hinteren Unterschenkelkompartiment ohne Faszikulationen. Mit diesem Befund stellte sich der Patient zur weiteren Abklärung im Hause vor. Die erneut durchgeführte umfassende elektrophysiologische Zusatzdiagnostik ergab unverändert das Bild einer beinbetonten axonalen motorischen Neuropathie mit Verzögerungen von F-Wellen sowie distal-motorischen Latenzen ohne sensible Auffälligkeiten. Im Verlauf neu zeigte sich ein Leitungsblock im Bereich des rechten Unterarmes in der motorischen Neurographie des N. medianus. In den umfassenden Neurographien inklusive zervikaler und lumbaler Hochvoltstimulation ließen sich keine weiteren Leitungsblöcke nachweisen. Allerdings fanden sich in zweimaliger Messung deutlich erhöhte GM1-Antikörpertiter im Serum mit einem maximalen Wert über dem achtfachen der Norm, die weitere serologische sowie liquordiagnostische Abklärung blieb unauffällig. Zum Ausschluss einer Plexusläsion am linken Bein wurde zusätzlich auch eine MRT-Diagnostik durchgeführt, die eine ödematöse Aufquellung im Bereich des linken N. ischiadicus ergab. In Zusammenschau der zweimalig nachgewiesenen Leitungsblöcke mit den höher titrigen anti GM1-Antikörpern wurde die Verdachtsdiagnose einer multifokalen motorischen Neuropathie (MMN) gestellt und in Absprache mit Patient sowie zum damaligen Zeitpunkt auch den Kostenträgern ein Behandlungsversuch mit IVIG initiiert. Unter der Gabe von 160 g IVIG (entsprechend je 0,4 g/kg Körpergewicht über 5 Tage) kam es zu einer kompletten Regredienz der linksseitigen Fußsenkerschwäche sowie Besserung der Amplituden in den motorischen Neurographien mit Rückgang der floriden Spontanaktivität in den Verlaufs-EMG-Untersuchungen. Unter Fortführung der IVIG-Therapie in unveränderter Dosierung (160 g alle 4 Wochen) über die folgenden 2 Jahre blieb die neurologische Symptomatik stabil und es traten keine weiteren Verschlechterungen auf. Im Weiteren wurde zweimalig versucht, die IVIG-Dosen schrittweise zu reduzieren. Dies führte allerdings zum erneuten Auftreten einer Parese der Fußsenker linksseitig sowie im zweiten Versuch zusätzlich auch einer proximalen Schwäche im rechten Arm mit neuer florider Spontanaktivität im EMG, so dass die IVIG-Therapie zunächst unverändert mit 160 g alle 4 Wochen fortgeführt wurde. Unter der Therapie ist der Patient weiterhin in seinem angestammten Beruf tätig.

Kommentar

Die Diagnose der MMN war in diesem Fall zu Beginn nicht eindeutig zu stellen, insbesondere da die Neurographie auch eine axonale Schädigung zeigte. Wegweisend war der rein motorische asymmetrische Beginn, zwar am Bein seltener als am Arm, aber mit neurophysiologischem Leitungsblock. Das prompte Ansprechen auf die Therapie mit IVIG unterstützt weiter die Diagnose der MMN. Hierzu passend war die Therapie mit Steroiden nicht erfolgreich; unter dieser Therapie kann es bei der MMN sogar zu klinischen Verschlechterungen kommen. Typisch für den Verlauf einer MMN war im weiteren Verlauf die wiederholte Gabe von IVIG erforderlich, um einen stabilen klinischen Befund auch längerfristig zu erzielen.

4.7. ALS oder MMN?

Vorgeschichte

Bei einem 44-jährigen Maurer ist es langsam progredient innerhalb von 2 Jahren zu einer unklaren Schwäche der Beine gekommen. Aufgrund von Schmerzen wurde er dreimal im Bereich der LWS operiert. Seit einem halben Jahr ist auch eine Schwäche der Hände hinzugekommen. Hausärztlich ist eine erhöhte CK aufgefallen. Nebenbefundlich ist eine Psoriasis bekannt, weitere Vorerkrankungen lagen nicht vor. Als Risikofaktor 20 Zigaretten täglich, keine Vormedikation.

In einer auswärtigen Untersuchung werden distale Paresen an Armen und Beinen mit Atrophien beschrieben bei erloschenen Muskeleigenreflexen. Lebhafte Faszikulationen an Armen, Beinen und im Rückenbereich. In der Abklärung zeigte sich ein normaler Liquor (s.u.), unauffällige Bildgebung von Kopf und HWS sowie Hinweise auf eine axonale Schädigung in den neurophysiologischen Zusatzuntersuchungen. Es wurde letztlich die Diagnose einer amyotrophen Lateralsklerose (ALS) gestellt und eine Therapie mit Rilutek begonnen.

Es erfolgte dann die Vorstellung zur Einholung einer zweiten Meinung.

Untersuchungsbefund

Hirnnervenstatus unauffällig. Deutliche Atrophien der Oberschenkel und Oberarme sowie der Schulterregion. Armhebung, Armstreckung, Armbeugung, Hand- und Fingerbeugung beidseits MRC Kraftgrad (KG) 4. Hüftbeuger, Kniestrecker, Fuß- und Zehenheber KG 4 beidseits. Die Muskeleigenreflexe sind allseits nicht auslösbar. Babinski beidseits negativ. Generalisiert Atrophien. Faszikulationen im Bereich der gesamten Extremitäten und der Rumpfmuskulatur. Leichte Pallhypästhesie (4/8) an beiden Malleoli.

Zusatzuntersuchungen

Neurografie: Amplitudenreduktion am N. peroneus motorisch bds. bei ansonsten regelrechten Meßwerten. Regelrechte motorische Neurografien am N. medianus und N. ulnaris.

Evozierte Potentiale: Normale MEP, Medianus- und Tibialis-SEP.

Liquor (Vorbefund, wurde nicht nochmal wiederholt)**:** 1 Zelle/µl, Eiweiß grenzwertig erhöht auf 54 mg/dl, Albuminquotient normal (keine Schrankenstörung), keine intrathekale Immunglobulinsynthese, Borrelien-Serologie negativ.

Labor: CK 306 U/l (Norm bis 171), anti-GM1-IgM 7696 (Norm <2400), anti-MAG-IgM neg., antineuronale Antikörper neg., Vitaminie B_1, B_6, B_{12} normal.

MRT (Vorbefunde)**:** HWS und cerebral unauffällig

Diagnose und Therapie

Das klinische Erscheinungsbild bei diesem Patienten mit ausgeprägten Atrophien und Faszikulationen entsprach einer ALS. Allerdings fanden sich sowohl klinisch als auch neurophysiologisch ausschließlich Zeichen des 2. Motoneurons, so dass die Diagnose nicht definitiv gestellt werden konnte. Hinweisend auf eine mögliche multifokale motorische Neuropathie (MMN) waren die deutlich erhöhten IgM-Antikörper gegen das GM1-Gangliosid. Diese sind zwar nicht spezifisch und auch nicht bei allen Patienten mit MMN zu finden, allerdings geben sie einen Hinweis auf diese mögliche Differentialdiagnose. Neurophysiologisch konnte allerdings kein Leitungsblock nachgewiesen werden, so dass auch die definitive Diagnose einer MMN nicht gestellt werden konnte. Aufgrund dieser Möglichkeit wurde ein Therapieversuch mit IVIG (0,4 g/kg Körpergewicht an 5 aufeinanderfolgenden Tagen) durchgeführt. Es kam zu einer deutlichen Besserung der Paresen, so dass an den Armen wieder fast volle Kraft vorhanden war. Dieses Ansprechen auf IVIG konnte auch als diagnostischer Hinweis auf das Vorliegen einer MMN gewertet werden, da die ALS bekanntermaßen nicht auf IVIG anspricht. Im weiteren Verlauf wurde zu einem späteren Zeitpunkt dann auch neurophysiologisch ein proximaler Leitungsblock am N. ulnaris detektiert.

Im weiteren Verlauf wurde die IVIG-Dosis reduziert und das Intervall der IVIG-Gaben auf 6-7 Wochen verlängert. Darunter kam es jeweils zu einer deutlichen Verbesserung der Paresen ca. 3 Wochen nach der IVIG-Gabe, die für ca. 5 Wochen anhielt. Insgesamt haben über einen Zeitraum von 6 Jahren die Paresen zugenommen, auch trotz einer Erhöhung der IVIG-Dosis. Dennoch kommt es nach den IVIG-Gaben weiterhin zu einer transienten Verbesserung der Paresen.

Kommentar

Die klinische Präsentation der MMN entsprach bei diesem Patienten einer ALS, also der klassischen Differentialdiagnose der MMN. Wegweisend für die Diagnose war einerseits das Fehlen von klinischen oder neurophysiologischen Zeichen des 1. Motoneurons sowie die deutlich erhöhten anti-GM1-IgM-Antikörper. Das klinische Ansprechen auf IVIG hat dann die Diagnose mit bestätigt. Im weiteren Verlauf zeigte sich dann auch ein Leitungsblock.

Die Unwirksamkeit von IVIG bei ALS ist bekannt (Dalakas et al. 1994). Allerdings können Patienten, bei denen ein Syndrom des 2. Motoneurons vorliegt, auf IVIG ansprechen. Dabei ist das Vorhandensein eines Leitungsblockes nicht prädiktiv für die klinische Wirksamkeit von IVIG (Strigl-Pill et al. 2006). Daher ist in dieser Situation ein Therapieversuch mit IVIG gerechtfertigt, wie auch dieser Fall illustriert. Obwohl der Patient mittlerweile eine deutliche Behinderung hat, so wäre der Spontanverlauf ohne Therapie sicher wesentlich schneller progredient gewesen. Dass es unter der Therapie mit IVIG bei der MMN zu einer Progredienz der Symptome kommen kann und auch neue Leitungsblöcke auftreten können, ist in der Literatur gut beschrieben (Terenghi et al. 2004).

Literatur

Dalakas, M.C., Stein, D.P., Otero, C., Sekul, E., Cupler, E.J., McCrosky, S. Effect of high-dose intravenous immunoglobulin on amyotrophic lateral sclerosis and multifocal motor neuropathy. Arch Neurol 1994;51:861-864.

Strigl-Pill, N., Konig, A., Schroder, M., Beranek, H., Schoser, B.G., Spaeth, M., Pongratz, D., Muller-Felber, W. Prediction of response to IVIg treatment in patients with lower motor neurone disorders. Eur J Neurol 2006; 13:135-40.

Terenghi, F., Cappellari, A., Bersano, A., Carpo, M., Barbieri, S., Nobile-Orazio, E. How long is IVIg effective in multifocal motor neuropathy? Neurology 2004;62:666-668.

4.8. Multifokale erworbene sensible und motorische Neuropathie (MADSAM, Lewis-Sumner-Syndrom)

Vorgeschichte

Der heute 71-jährige Patient begab sich erstmals vor sechs Jahren in neurologische Behandlung, nachdem er eine langsam progrediente Schwäche der rechten Hand, des linken Oberarms und der Fußhebung bds. bemerkt hatte. Bei der neurologischen Untersuchung zeigte sich ein Steppergang bei beidseitigen Fußheberparesen MRC KG 3, eine Atrophie des M. interosseus dorsalis I rechts mit Kraftminderung der Fingerspreizung KG 4 und eine Parese des M. biceps links MRC KG 4. Darüber hinaus war eine Areflexie auffällig. Die Sensibilität war für die Qualitäten der Oberflächensensibilität erhalten, das Vibrationsempfinden war mit 4/8 am Malleolus bds. grenzwertig. Nachdem die Elektrophysiologie einen Leitungsblock am N. tibialis links gezeigt hatte und in der Suralisbiopsie eine vermehrte Anzahl von Makrophagen mit typischem Clustering zeigte, wurde die Diagnose einer entzündlichen Neuropathie gestellt und eine Immuntherapie mit Kortikosteroiden und Azathioprin eingeleitet. Einige Monate nach Einleitung der Therapie erlitt der Patient eine ausgeprägte Lungenembolie mit Verschluss des rechten distalen Hauptstamms der A. pulmonalis. Im Zusammenhang mit dieser schweren internistischen Erkrankung wurde die Immuntherapie ausgesetzt.

Im weiteren Verlauf kam es zu einer kontinuierlichen Verschlechterung der Gehfähigkeit und einer progredienten Schwäche der oberen Extremität. Darüber hinaus wurde ein grobschlägiger Tremor der oberen Extremität beklagt. Die zwischenzeitliche Therapie war symptomatisch, eine konsequente Immuntherapie wurde nach der Lungenembolie nicht mehr aufgenommen. Wegen der progredienten Verschlechterung kam es zur Aufnahme in unsere Klinik.

Untersuchungsbefund

Bei der Aufnahmeuntersuchung zeigte sich ein unauffälliger Hirnnervenbefund. Die Kraft an der proximalen oberen Extremität war regelrecht, auch die Hand und Fingerstreckung waren bds. normal. Die kleine Handmuskulatur war beidseits atrophisch. Fingerspreizung rechts KG 3, links KG 4, Daumenopposition bds. KG 4–, Daumenabduktion bds. KG 5–, Faustschluss-Vigometrie rechts 0,55 bar, links 0,63 bar.

An der unteren Extremität war die Kraft der proximalen Muskulatur regelrecht. Die Fußheber waren hochgradig paretisch (MRC KG 1) mit deutlichem Schienbeinzeichen durch Atrophie des M. tibialis anterior. Die Großzehenhebung betrug beidseits Kraftgrad 4, Zehenhebung und Zehensenkung bds. Kraftgrad 4. Die Reflexe konnten nicht ausgelöst werden. Beim Gehen zeigte sich ein Steppergang, der Hackengang war nicht möglich. Inspektorisch fielen Hohlfüße auf. Bei der Sensibilitätsprüfung wurde eine regelrechte Wahrnehmung der Oberflächensensibilität angegeben. Bei Prüfung der Tiefensensibilität fand sich eine Pallhypästhesie der unteren Extremitäten mit distalem Gradienten. Im Romberg-Stehversuch bestand Fallneigung bei Augenschluss.

Zusatzuntersuchungen

Nachdem bereits vor 6 Jahren eine Lumbalpunktion durchgeführt wurde, die eine leichte Erhöhung des Liquoreiweiß auf 58,2 mg/dl bei normaler Zellzahl gezeigt hatte und durch die Suralisbiopsie eine entzündliche Genese der Neuropathie nachgewiesen worden war, verzichteten wir auf eine Wiederholung der invasiven Diagnostik.

Bei der Elektrophysiologie war zum damaligen Zeitpunkt ein Leitungsblock am linken N. tibialis auffällig, darüber hinaus aber auch eine deutliche Minderung der SNAP-Amplituden beider Suralisnerven.

Bei der Wiederholung der elektrophysiologischen Diagnostik konnten wir nun zusätzlich einen Leitungsblock des rechten N. ulnaris am Unterarm feststellen, weiterhin fand sich der bekannte Leitungsblock am linken N. tibialis. An den übrigen motorischen Nerven war die proximale Reizantwort deutlich dispers, die NLG war ubiquitär leicht verlangsamt. F-Wellen konnten nicht ausgelöst werden, stattdessen fanden sich A-Wellen. Die Reizantwort bei der sensiblen Neurographie an der oberen Extremität war deutlich reduziert, an der unteren Extremität war keine Reizantwort mehr erhältlich.

Diagnose und Therapie

Angesichts der Zusatzdiagnostik besteht kein Zweifel an einer entzündlichen Genese der Polyneuropathie. Aufgrund des langjährigen Verlaufes mit relativ langsamer Progredienz steht die Diagnose einer chronisch inflammatorisch demyelinisierenden Neuropathie (CIDP) im Vordergrund. Schaut man sich jedoch die Vorgeschichte an, so fällt der multifokale Beginn der Erkrankung mit asymmetrischen Paresen auf. Angesicht der deutlich im Hintergrund stehenden sensiblen Symptome und dem Nachweis von Leitungsblöcken an motorischen Nerven sollte auch die Differentialdiagnose einer multifokalen motorischen Neuropathie (MMN) in Betracht gezogen werden. Nicht typisch für eine MMN waren allerdings die deutlich reduzierten SNAP der Suralisnerven. Des Weiteren wurde keine Verschlechterung der Symptomatik nach der Gabe von Steroiden beobachtet.

Als wesentliches diagnostisches Leitsymptom kann der Nachweis von Leitungsblöcken angesehen werden. Tab. 4.1 fasst die möglichen Differentialdiagnosen bei Neuropathien mit Leitungsblöcken zusammen. Unter Berücksichtigung der initialen klinischen Präsentation, des Verlaufes und der Zusatzdiagnostik handelt es sich demnach bei dem beschriebenen Fall am wahrscheinlichsten um eine multifokale erworbene sensible und motorischen Neuropathie (MADSAM), eine Erkrankung, die in der Literatur auch häufig nach den Erstbeschreibern als Lewis-Sumner-Syndrom bezeichnet wird.

Immunvermittelt
• Guillain-Barre-Syndrom (GBS) • Chronisch inflammatorische demyelinisierende Neuropathie (CIDP) • Lewis-Sumner-Syndrom/MADSAM • Multifokal motorische Neuropathie (MMN)
Hereditär
• Hereditäre Neuropathie mit Neigung zu Drucklähmungen (HNPP)
Traumatisch
• Akute Kompressionsneuropathien
Toxisch
• Diphterie • Tetrodotoxin • Ciguatera

Tab. 4.1: Neuropathien mit Leitungsblock.

Wir entschieden uns trotz des langjährigen Verlaufes aufgrund der geklagten Progredienz zu einer Therapie mit IVIG. Aufgrund der Wirksamkeit sowohl bei MMN als auch bei MADSAM erscheint die IVIG Therapie in diesem Fall die Therapie der Wahl. Wir verabreichten 2 g/kg KG als initiale Dosis gefolgt von einer Erhaltungsdosis von 1 g/kg KG. Die Therapie wurde gut vertragen. Nach insgesamt 4 Zyklen ist eine Stabilisierung des klinischen Befundes eingetreten. Klinische Verbesserungen wurden bisher nicht beobachtet.

Kommentar

Über die Einordnung der MADSAM besteht nach wie vor eine Kontroverse (Verschuerenet al. 2005). Einige Autoren sehen sie als eigene Krankheitsentität, während andere Autoren Parallelen zur MMN herstellen, da beiden Erkrankungen das Leitsymptom des Leitungsblocks gemeinsam ist. Darüber hinaus ist es oft problematisch festzulegen inwieweit milde sensible Veränderungen eine diagnostisch wegweisende Bedeutung besitzen. Tab. 4.2 stellt die wesentlichen Charakteristika beider multifokalen Neuropathien gegenüber (Lewis 2007).

Lewis-Sumner-Syndrom	Multifokal motorische Neuropathie
• Sensomotorisch	• Rein motorisch
• Missempfindungen/ Schmerz, Tinel-Zeichen	• Schmerzlos
• Mononeuritis multiplex	• 2. Motoneuron
• Keine GM1-Antikörper	• 30-50 % GM1-Antikörper positiv
• Leitungsblöcke (motorisch und sensibel)	• Motorische Leitungsblöcke
• Suralisbiopsie pathologisch (Demyelinisierung)	• Normale Suralisbiopsie
• Ansprechen auf Steroide	• Verschlechterung durch Steroide

Tab. 4.2: Unterschiede zwischen MMN und Lewis-Sumner-Syndrom.

In der deutschsprachigen Literatur (Kiefer 2011) wird die MADSAM jedoch häufig als atypische asymmetrische Manifestationsform der CIDP gesehen. Ein gewichtiges Argument sind auf der einen Seite die histologischen Veränderung mit Nachweis von De- und Remyelinisierung, zum anderen aber auch das Ansprechen einer MADSAM auf die therapeutische Gabe von Steroiden. Hier bestehen Parallelen zur CIDP, während die MMN nicht Steroid-responsiv ist. Auf die Gabe von Steroiden kann es sogar zu einer Verschlechterung kommen. Daher ist es in jedem Fall ratsam bei unklaren Fällen die Therapieoption mit IVIG zu wählen, da dies auf beide Erkrankungen gleichermaßen wirkt.

Weiterführende Literatur

Kiefer, R. Chronisch inflammatorische demyelinisierende Polyneuropathie. In: Kranheiten peripherer Nerven. Kohlhammer 2011

Lewis, R.A. Neuropathies associated with conduction block. Curr Opin Neurol 2007;20(5):525-30

Verschueren, A., Azulay, J.P., Attarian, S., Boucraut, J., Pellissier, J.F., Pouget, J. Lewis-Sumner syndrome and multifocal motor neuropathy. Muscle Nerve 2005;31: 88-94.

4.9. Myasthenia gravis mit Begleiterkrankungen

Vorgeschichte

Bei der damals 28-jährigen Patientin wird die Diagnose einer Azetylcholinrezeptor-positiven Myasthenia gravis gestellt. Vier Jahre später wird eine offene Thymektomie durchgeführt. Unter einer Therapie mit 180 mg Mestinon, 125 mg Azathioprin täglich und Steroiden (10 mg Prednisolon) ist die Symptomatik zwar stabil, aber bei Reduktion der Steroide kommt es immer wieder zu Augenbewegungsstörungen mit Doppelbildern sowie zu einer Verschlechterung des Kauens. Weiterhin besteht im Verlauf nach 17 Jahren Steroidtherapie eine Osteoporose mit Sinterungsfraktur von BWK 12. Aufgrund einer erneuten Verschlechterung der myasthenen Symptomatik stellt sich die Patientin stationär vor.

Untersuchungsbefund

Allseits orientierte Patientin mit deutlicher Abduktionsschwäche des linken Auges und einer leichten Adduktionsschwäche des rechten Auges. Angabe von nebeneinanderstehenden Doppelbildern in allen Blickrichtungen mit Zunahme beim Blick nach links. Keine Ptose über 120 Sekunden. Der übrige Hirnnervenstatus ist regelrecht. Muskeltonus allseits normal. Im Armvorhalte-Versuch Absinken nach 110 Sekunden beidseits. Im Beinvorhalte-Versuch Absinken links nach 20 Sekunden, rechts nach 30 Sekunden. Kraft proximal (Armabduktion und Hüftbeuger) MRC Grad 4+ (gegen staken Widerstand überwindbar), distal volle Kraftentfaltung. Koordinationsuntersuchung regelrecht, Eudiadochokinese. Sensibilität ist für alle Qualitäten intakt. Vitalkapazität von 2700 ml.

Zusatzuntersuchungen

- Acetylcholin-Rezeptor-Antikörper erhöht auf 16,4 nmol/l (Norm <0,5)
- Dekrement bei repetitiver Stimulation (N. accessorius)
- MRT des Mediastinums: Kein Hinweis auf Restthymus
- Leukozytopenie mit 3,1 Tsd./µl, MCV erhöht auf 104 fl

Diagnose und Therapie

Diagnostische Schwierigkeiten gab es bei bekannter Myasthenia gravis mit positiven Acetylcholin-Rezeptor-Antikörpern nicht. Aufgrund der bereits bestehenden Osteoporose wurde bei der erneuten subakuten Verschlechterung der Myasthenie nicht die Steroid Medikation erneut erhöht. Bei suffizienter Therapie mit Azathioprin (Leukozytopenie mit 3,1 Tsd./µl) entschied man sich, die Verschlechterung mit hochdosierten intravenösen Immunglobulinen (IVIG) zu behandeln. Nach der Gabe von insgesamt 120 g (2 g/kg Körpergewicht) kam es zu einer Stabilisierung mit Besserung der Schluckstörung jedoch ohne unmittelbaren Effekt auf die Okulomotorikstörung. Im weiteren Verlauf verbesserte sich diese jedoch auch, so dass bei weiteren Verschlechterungen in unregelmässigen Abständen IVIG gegeben wurden. Eine temporäre Steigerung des Prednisolons auf 40 mg täglich hatte bei Verschlechterungen keinen wesentlichen Effekt gezeigt. Eine Steigerung des Mestinons auf über 240 mg Tagesdosis führte regelmäßig zu Nebenwirkungen.

Im weiteren Verlauf entwickelte die Patientin ein Schilddrüsenkarzinom, welches mit einer Thyroidektomie kurativ behandelt werden konnte. Einige Jahre später bekam die Patientin ein Mammakarzinom, welches operativ und strahlentherapeutisch behandelt wurde. Aufgrund der Malignome wurde die immunsuppressive Therapie mit Azathioprin nach 15 Jahren abgesetzt und eine regelmäßige Therapie mit IVIG in einer Dosis von 60 g (1 g/kg) alle 6 Wochen initiiert. Hierunter kam es über die Zeit zu einer Verschlechterung der Symptomatik mit weitestgehend permanenter Ptose, spontanen Doppelbildern, Absinken beim Arm- und Beinvorhalte-Versuch nach 35 Sekunden. In den Tagen nach der Immunglobulingabe kommt es regelmäßig zu einer Besserung der Symptome, die vor der nächsten IVIG-Gabe erneut zunehmen.

Eine erneute immunsuppressive Therapie oder Therapie mit dem anti-CD20-Antikörper Rituximab wünschte die Patientin aufgrund der Angst vor weiteren Malignomen nicht. Auch eine Immunadsorption wurde abgelehnt, da es in der Vergangenheit unter einer Plasmapheresetherapie keine durchgreifende Besserung gab. Letztlich ist die Patientin mit der Lebensqualität trotz bestehender myasthener Symptome zufrieden.

Kommentar

Die Therapie der Myasthenia gravis stellte sich bei dieser Patientin als besonders problematisch dar. Trotz relativ frühzeitiger Thymektomie und immunsuppressiver Therapie ist es bei der jungen Frau immer wieder zu klinischen Verschlechterungen gekommen, die eine Erhöhung der Steroiddosis nach sich zogen. Dies führte schließlich zur Entwicklung einer Osteoporose mit BWK12-Sinterungsfraktur. Daher war eine dauerhaft hohe Steroiddosis möglichst zu vermeiden. Um die subakuten Verschlechterungen zu therapieren, wurden daher IVIG eingesetzt. Zur Behandlung myasthener Krisen oder auch von akuten Verschlechterungen ist die Effektivität von IVIG in kontrollierten Studien gezeigt worden und entspricht ungefähr der Wirkung einer Plasmapherese (Gajdos et al. 1997, Gajdos et al. 2008). Als Dosis wird heute die Gabe von 1 g/kg Körpergewicht als ausreichend angesehen (Gajdos et al. 2005).

Dieser Fall zeigt aber noch eine zweite Besonderheit: Aufgrund des Auftretens zweier unterschiedlicher Malignome wurde die Weiterführung der immunsuppressiven Therapie mit Azathioprin (als Standard bei generalisierter Myasthenia gravis) als kritisch angesehen. Ebenso die Therapie mit einem anderen Immunsuppressivum, welches die immunologische Tumorabwehr möglicherweise schwächt. Daher entschied man sich zu einer Dauertherapie mit regelmäßigen IVIG-Gaben. Trotz einer Verschlechterung konnte dadurch die Myasthenie zumindest einigermaßen kontrolliert werden mit einer für die Patientin zufriedenstellenden Lebensqualität. Zur Langzeittherapie der Myasthenia gravis mit IVIG liegen zwar mehrere Fallberichte vor (Bamberg et al. 1996, Hilkevich et al. 2001), aber es gibt bislang keine prospektiven oder kontrollierten Studien. Daher sollten IVIG in der Dauertherapie der Myasthenia gravis nur in Ausnahmefällen eingesetzt werden. Dieser Fall illustriert so einen Sonderfall. Zusätzlich verdeutlicht er aber auch, dass IVIG bei akuter oder subakuter Verschlechterung eine Alternative zur Plasmapherese oder Immunadsorption darstellen.

Literatur

Bamberg, C., Janzen, R.W.C., Szabados, M. Zur Langzeitbehandlung mit 7S-Immunglobulinen bei Myasthenia gravis. Nervenarzt 1996;67:327-332.

Gajdos, P., Chevret, S., Clair, B., Tranchant, C., Chastang, C., for the Myasthenia Gravis Study, G. Clinical trial of plasma exchange and high-dose intravenous immunoglobulin in myasthenia gravis. Ann Neurol 1997; 41:789-796.

Gajdos, P., Tranchant, C., Clair, B., Bolgert, F., Eymard, B., Stojkovic, T., Attarian, S., Chevret, S., for the Myasthenia Gravis Clinical Study, G. Treatment of myasthenia gravis exacerbation with intravenous immunoglobulins. Arch Neurol 2005;62:1689-1693.

Gajdos, P., Chevret, S., Toyka, K. Intravenous immunoglobulin for myasthenia gravis. Cochrane Database Syst Rev 2008:CD002277.

Hilkevich, O., Drory, V.E., Chapman, J., Korczyn, A.D. The use of immunoglobulin as maintaninance therapy in myasthenia gravis. Clin Neuropharmacol 2001;24:173-176.

4.10. Einschlusskörperchenmyositis mit Schluckstörung

Vorgeschichte

Der berentete Bergbauarbeiter entwickelte im Alter von 71 Jahren eine progrediente Kraftlosigkeit der Hände mit Schwierigkeiten beim Anheben von Gegenständen bei relativ gut erhaltener Kraft im Oberarm- und Schultergürtelbereich und weiterhin möglichem Erledigen von Arbeiten über Kopf. Zusätzlich klagte der Patient über eine Schwäche der Oberschenkel beim Treppabgehen. Das Kauen, Sprechen und Schlucken zu diesem Zeitpunkt wurde als intakt angegeben. Bis auf Operationen mit bds. Kniegelenksprothesen im Alter von 68 und 70 Jahren sowie eine gutartige Prostatahyperplasie zeigte sich die weitere Vorgeschichte unauffällig, insbesondere fand sich kein Diabetes mellitus, keine Seh- oder Hörstörung und keine Herzerkrankung. In der erweiterten Familienanamnese wurden keine neuromuskulären Erkrankungen angegeben.

Untersuchungsbefund

Im neurologischen Untersuchungsbefund zeigten sich generalisierte Muskelatrophien vor allem der Unterarm- sowie der Ober- und Unterschenkelmuskulatur sowie eine distal ausgeprägte, rechtsbetonte schlaffe Tetraparese der Kraftgrade 4/5 mit im Vordergrund stehender Schwäche der tiefen Fingerbeuger, aber auch der Fingerstrecker und der kleinen Handmuskulatur ohne sensibles Defizit, aber mit bereits bestehender Einschränkung der erschwerten Gangprüfungen vor allem beim Zehengang.

Zusatzuntersuchungen

Die **CK** war mit 314 U/l nur leichtgradig erhöht, im **EMG** fanden sich myopathische Veränderungen in allen Etagen mit zum Teil deutlich nachweisbarer Spontanaktivität. Die in der Folge durchgeführte **Muskelbiopsie** aus dem M. vastus medialis linksseitig ergab ein myopathisches Gewebssyndrom mit hochgradigem Umbau der Skelettmuskulatur in Binde- und Fettgewebe und Nachweis einiger sog. "rimmed vacuoles" in den erhaltenen Muskelfasern. Daneben konnten in der Biopsie auch Makrophagen und T-Zell-Infiltrate im räumlichen Bezug zu noch intakten Muskelfasern, z.T. mit myophagischen Abraumreaktionen und auch Faserinvasionen nachgewiesen werden.

Diagnose und Therapie

Zusammengefasst sind die Zusatzuntersuchungen typisch für das bereits klinisch vermutete Bild einer Einschlusskörperchenmyositis. Im Verlauf über die nächsten 3 Jahre berichtete der Patient trotz regelmäßiger Physiotherapie über ein Voranschreiten der Muskelatrophien und der Muskelschwäche mit Verschlechterung der Gehfähigkeit und der Notwendigkeit einer dauerhaften Verwendung beidseitiger Gehhilfen. In der neurologischen Kontrolluntersuchung des nunmehr 74-jährigen Patienten konnte eine neu aufgetretene Heiserkeit und auch eine neu bestehende Schluckstörung nachgewiesen werden. Der weitere Befund ergab eine progrediente schlaffe Tetraparese der minimalen Kraftgrade 2/5 an den Armen rechtsseitig sowie mit Plegie der Fuß- bzw. Zehenhebung beidseits und nun auch Einbezug der Schultergürtel- und Oberarmmuskulatur ohne Faszikulationen oder sensibles Defizit bei genereller Areflexie. Angesichts der Verschlechterung der Beschwerden mit neu aufgetretener Schluckstörung wurde im Einverständnis mit dem Patienten sowie der zuständigen Krankenkasse die Möglichkeit eines individuellen Heilversuches mit intravenösen Immunglobulinen in einer Dosierung von 1 g/kg Körpergewicht monatlich für zunächst 6 Monaten besprochen. Im Verlauf über 6 Monate sowie nach erneuter Rücksprache mit den Kostenträgern dann einem Jahr der IVIG-Therapie ergab sich unter Behandlung ein stabiler Befund ohne ein weiteres Voranschreiten der Schluckstörung in logopädischer Mitbeurteilung. Unter intensiver Physiotherapie fand sich auch keine signifikante Verschlechterung von Muskelkraft und Gehfähigkeit, wobei der Patient bei unverändert ausgeprägter schlaffer Tetraparese weiterhin auf beidseitige Gehhilfen im Alltag angewiesen blieb und auch das EMG weiterhin Spontanaktivität zeigte.

Kommentar

Die sporadische Einschlusskörperchenmyositis betrifft überwiegend Männer jenseits des 50. Lebensjahres. Typisch sind deutliche Muskelatrophien sowie asymmetrisch ausgeprägte proximale wie distale Paresen mit Prädilektion der tiefen Fingerbeuger. Muskelschmerzen oder massive CK-Erhöhungen stehen bei der Erkrankung nicht im Vordergrund, eine assoziierte Neuropathie ist möglich. In der Muskelbiopsie charakteristisch sind degenerative und auch entzündliche Elemente mit Faseratrophien, "rimmed vacoles", eosinophilen Einschlüssen und variabel ausgeprägten Infiltraten mit Dominanz CD8-positiver T-Zellen sowie Nachweis von Makrophagen. Für die IVIG-Therapie bei der Einschlusskörperchenmyositis existiert eine heterogene Datenlage mit überwiegend kleinen Studiengruppen. Dalakas und Mitarbeiter konnten in einer kontrollierten Studie mit 10 Patienten eine Besserung der Schluckfunktion und z.T. auch eine funktionelle Besserung von Muskelkraft und Alltagsfähigkeiten nachweisen. Demgegenüber konnte eine weitere Untersuchung an 22 Patienten nur ein Gleichbleiben der Muskelkraft unter IVIG-Therapie herausarbeiten, eine weitere Untersuchung der Kombination von Steroiden mit IVIG an 36 Patienten blieb ohne Wirksamkeitsnachweis (☞ Tab. 3.5). In jedem Falle handelt es sich bei der IVIG-Therapie der Einschlusskörperchenmyositis um individuelle Heilversuche in einer sog. "off-label"-Situation. Bei rascher Verschlechterung der Muskelkraft sowie Hinzutreten von Schluckstörungen kann zunächst für einen begrenzten Zeitrahmen wie z.B. 6 Monate ein Therapieversuch mit IVIG erwogen werden. Dann sollte im Verlauf der Behandlungserfolg möglichst anhand quantifizierbarer Parameter (Umfänge, Muskelkraft, Vigorimetrie, Dynamometrie, EMG, Logopädie) re-evaluiert werden, um den Patienten bezüglich einer weiteren Fortführung der Therapie optimal beraten zu können.

4.11. Stiff-person-Syndrom (SPS)

Vorgeschichte

Eine 59-jährige Patientin stellte sich mit seit mehreren Jahren bestehendem Steifigkeitsgefühl vor, was zu zunehmenden Bewegungseinschränkungen bis hin zu Muskelkontrakturen geführt hatte. Bei der Aufnahme war eine selbstständige Mobilisierung bis hin zum Umdrehen im Liegen aufgrund des erhöhten Muskeltonus nicht mehr möglich. Im Vorfeld war es bereits zu mehreren Stürzen und dadurch bedingten Frakturen gekommen, u.a. des Os sacrum mit nachfolgender Harninkontinenz und Conus-Cauda-Symptomatik. Aufgrund der Präsentation der Bewegungseinschränkungen mit Verschlechterung bei emotionaler Belastung und überlagerter Angstsymptomatik mit Agoraphobie war initial die Diagnose einer Konversionsneurose gestellt und eine Behandlung mit Psychopharmaka versucht worden.

Neurologischer Untersuchungsbefund

Es zeigte sich eine extreme Tonuserhöhung der Rumpf- sowie der Extremitätenmuskulatur mit Streckstellung in den Hüft-, Knie- und Fußgelenken, wodurch freies Sitzen oder Stehen nicht möglich war. Im Bereich der Beine fanden sich aufgrund der Bewegungseinschränkung Atrophien. Die Muskeleigenreflexe waren an den Armen gesteigert mit pathologisch verbreiterten Reflexzonen auslösbar, an den Beinen aufgrund der fixierten Tonuserhöhung nicht beurteilbar, Babinski war bds. positiv. Im Hirnnervenbefund gab es bis auf eine sakkadierte Blickfolge keine Auffälligkeiten. Die sensible Untersuchung war bis auf eine Hypästhesie im Reithosenareal regelrecht. Im Fingerzeigeversuch war die Patientin bds. unsicher, was im Wesentlichen durch die Bewegungseinschränkung aufgrund des erhöhten Muskeltonus bedingt war.

Zusatzuntersuchungen

Im kraniellen und spinalen MRT fanden sich keine Auffälligkeiten. Normalbefunde zeigten sich auch in den Neurographien der oberen und unteren Extremität sowie den evozierten Potentialen und bei der Untersuchung des Blinkreflexes. In der Elektromyographie konnten kontinuierliche Entladungen thorakal paraspinal mehr als im M. rectus femoris und M. tibialis anterior detektiert werden, aber keine Spontanaktivität. Dagegen waren stimulusinduzierte Spasmen mit erhöhter Entladungsfrequenz auffällig. In der Labordiagnostik wegweisend waren massiv erhöhte Auto-Antikörper gegen GAD65 (mit >1200 mU/ml oberhalb der Nachweisgrenze; Normwert <70). Ansonsten konnten keine weiteren Auto-Antikörper nachgewiesen werden (u.a. Test auf Antikörper gegen Amphiphysin, Kalium-Kanäle, Schilddrüsen-Antigene, dsDNA, ANA). Zusätzlich zeigte sich noch eine polyklonale Gammopathie ohne Nachweis von Paraproteinen. In der Liquordiagnostik fand sich eine leichte Pleozytose mit 6 Zellen/µl und positiven oligklonalen Banden sowie selektiv intrathekaler IgG-Synthese ohne Schrankenstörung. Ein Ganzkörper-PET blieb ohne Hinweise auf Neoplasien.

Diagnose und Therapie

In der Zusammenschau mit dem typischen klinischen Bild, dem Nachweis kontinuierlicher EMG-Aktivität und hochtitrig positiven Autoantikörpern gegen GAD65 ist die Diagnose eines Stiff-person-Syndroms (SPS) zu stellen. Differentialdiagnostisch ergeben sich im vorliegenden Fallbeispiel wenig Alternativen. Die initiale Vermutung einer psychischen Gangstörung ist mit den Zusatzuntersuchungen widerlegt. Eine paraneoplastische Variante ist nach langjährigem Verlauf und fehlendem Tumornachweis wenig wahrscheinlich. Dagegen spricht auch der Nachweis von Autoantikörpern gegen GAD65, was im Gegensatz zu Autoantikörpern gegen Amphiphysin zumeist mit einem sporadischen SPS vergesellschaftet ist. Oftmals nicht sicher abgrenzbar ist die Variante PERM (Progressive Enzephalomyelitis mit Rigidität und Myoklonus). Hierbei sind zusätzlich zu dem erhöhten Muskeltonus fokale neurologische Defizite nachzuweisen (Holmoy and Geis 2011). Tatsächlich entwickelte die Patientin im Verlauf einen spontanen Down-beat-Nystagmus und nicht-erschöpflichen Blickrichtungsnystagmus.

Ein Therapieversuch mit Glukokortikosteroiden erbrachte keine Befundbesserung, unter symptomatischer Therapie mit hochdosiertem Diazepam (bis zu 60 mg/Tag) besserte sich der klinische Befund nur leicht. Nach einmaliger Gabe von IVIG in einer Dosierung von insgesamt 2 g/kg Körpergewicht an zwei aufeinander folgenden Tagen kam es zu einer nur mäßigen Verbesserung der passiven

Beweglichkeit. Aufgrund der Schwere der Symptomatik begannen wir mit Plasmaaustauschbehandlungen, worunter eine Verbesserung der klinischen Symptome bis zum Wiedererlangen der Gehfähigkeit erreicht werden konnte. Nach einer schweren chirurgischen Komplikation mit Dünndarmileus und prolongierter Intensivtherapie war zur Stabilisierung des Krankheitsverlaufs zusätzlich eine intermittierende immunsuppressive Therapie mit Cyclophosphamid und anschließend eine langfristige B-Zell-Depletion mit Rituximab notwendig.

Kommentar

Der vorliegende Fall ist typisch für das Vorliegen eines SPS. Charakteristisch ist auch die lange Zeit bis zur Diagnosefindung, v.a. mit anfänglicher Fehldiagnose einer primär psychischen Erkrankung, was durch die häufig vorliegenden Zusatzsymptome Ängstlichkeit, Panikattacken und Agoraphobie begünstigt wird. Wegweisend in der Zusatzdiagnostik ist die Antikörper-Detektion.

Aufgrund der geringen Fallzahl der seltenen Erkrankung existiert derzeit lediglich eine randomisierte, doppelblinde, plazebokontrollierte Therapiestudie mit allerdings kleinen Fallzahlen (Dalakas 2005). An 16 Patienten mit anti-GAD65-Antikörper-positiven SPS wurden in zwei Gruppen eine monatliche Gabe von insgesamt 2 g/kg KG IVIG untersucht, was an zwei aufeinander folgenden Tagen verabreicht wurde. Nach drei Monaten wurde bei dem Crossover-Design nach einmonatiger Auswaschphase auf den jeweils anderen Behandlungsarm umgestellt. In der Patientengruppe mit IVIG-Behandlung kam es zu einer Verbesserung der klinischen Symptome und zu einem Abfall des Titers der anti-GAD65-Autoantikörper im Serum. Des Weiteren existieren Einzelfallberichte über den therapeutischen Nutzen von Plasmapherese-Behandlung, Rituximab und anderen Immunsuppressiva mit und ohne zusätzliche oder vorgeschaltete Steroidtherapie (Schmierer et al. 1998, Wessig et al. 2003, Schroder et al. 2009, Dupond et al. 2010, Qureshi and Hennessy 2012). Im konkreten Fall entschieden wir uns aufgrund der Schwere der Erkrankung zu einer baldigen Aufnahme von Plasmaaustauschbehandlungen, was ebenso wie die Immunabsorption zu einem raschen Abfall des Titers der Autoantikörper und nach unserer Erfahrung zu einer schnelleren klinischen Besserung führt. Kontrollierte Studien sind hierzu allerdings nicht vorliegend.

Literatur

Dalakas, M.C. Intravenous immunoglobulin in patients with anti-GAD antibody-associated neurological diseases and patients with inflammatory myopathies: effects on clinicopathological features and immunoregulatory genes. Clin Rev AllergyImmunol 2005;29:255-269.

Dupond, J.L., Essalmi, L., Gil, H., Meaux-Ruault, N., Hafsaoui. C. Rituximab treatment of stiff-person syndrome in a patient with thymoma, diabetes mellitus and autoimmune thyroiditis. J Clin Neurosci 2010;17:389-391.

Holmoy, T., Geis, C. The immunological basis for treatment of stiff person syndrome. J Neuroimmunol 2011; 231:55-60.

Qureshi, A., Hennessy, M. Stiff person syndrome (SPS) complicated by respiratory failure: successful treatment with rituximab. J Neurol 2012;259:180-181.

Schmierer, K., Valdueza, J.M., Bender, A., DeCamilli, P., David, C., Solimena, M., Zschenderlein, R. Atypical stiff-person syndrome with spinal MRI findings, amphiphysin autoantibodies, and immunosuppression. Neurology 1998;51:250-252.

Schroder, A., Linker, R.A., Gold, R. Plasmapheresis for neurological disorders. Expert Rev Neurother 2009;9: 1331-1339.

Wessig, C., Klein, R., Schneider, M.F., Toyka, K.V., Naumann, M., Sommer, C. Neuropathology and binding studies in anti-amphiphysin-associated stiff-person syndrome. Neurology 2003;61:195-198.

Index

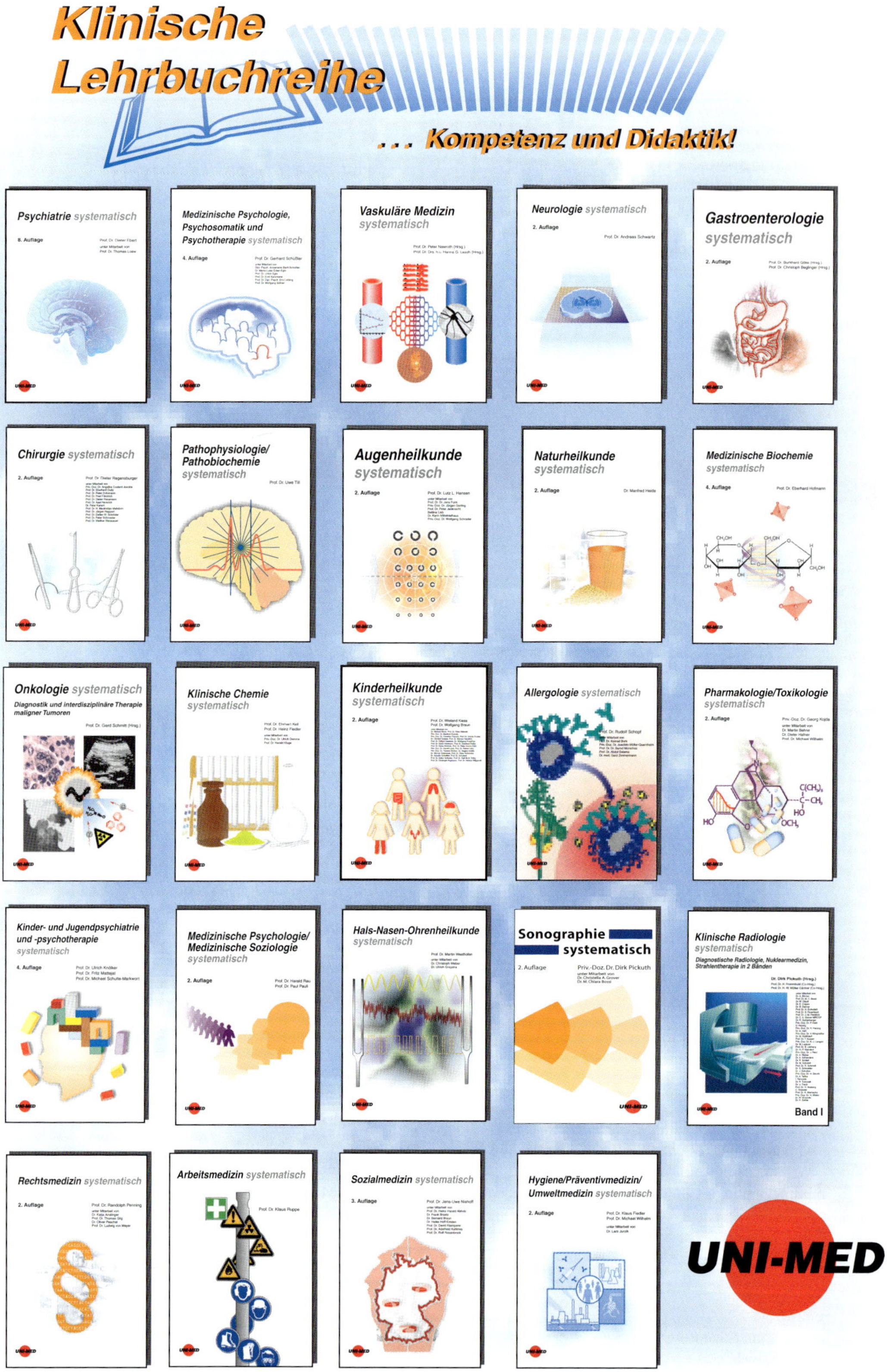
Klinische Lehrbuchreihe
... Kompetenz und Didaktik!
Psychiatrie systematisch
8. Auflage
Medizinische Psychologie, Psychosomatik und Psychotherapie systematisch
4. Auflage
Vaskuläre Medizin systematisch
Neurologie systematisch
2. Auflage
Gastroenterologie systematisch
2. Auflage
Chirurgie systematisch
2. Auflage
Pathophysiologie/ Pathobiochemie systematisch
Augenheilkunde systematisch
2. Auflage
Naturheilkunde systematisch
2. Auflage
Medizinische Biochemie systematisch
4. Auflage
Onkologie systematisch
Diagnostik und interdisziplinäre Therapie maligner Tumoren
Klinische Chemie systematisch
Kinderheilkunde systematisch
2. Auflage
Allergologie systematisch
Pharmakologie/Toxikologie systematisch
2. Auflage
Kinder- und Jugendpsychiatrie und -psychotherapie systematisch
4. Auflage
Medizinische Psychologie/ Medizinische Soziologie systematisch
2. Auflage
Hals-Nasen-Ohrenheilkunde systematisch
Sonographie systematisch
2. Auflage
Priv.-Doz. Dr. Dirk Pickuth
Klinische Radiologie systematisch
Diagnostische Radiologie, Nuklearmedizin, Strahlentherapie in 2 Bänden
Band I
Rechtsmedizin systematisch
2. Auflage
Arbeitsmedizin systematisch
Sozialmedizin systematisch
3. Auflage
Hygiene/Präventivmedizin/ Umweltmedizin systematisch
2. Auflage
UNI-MED

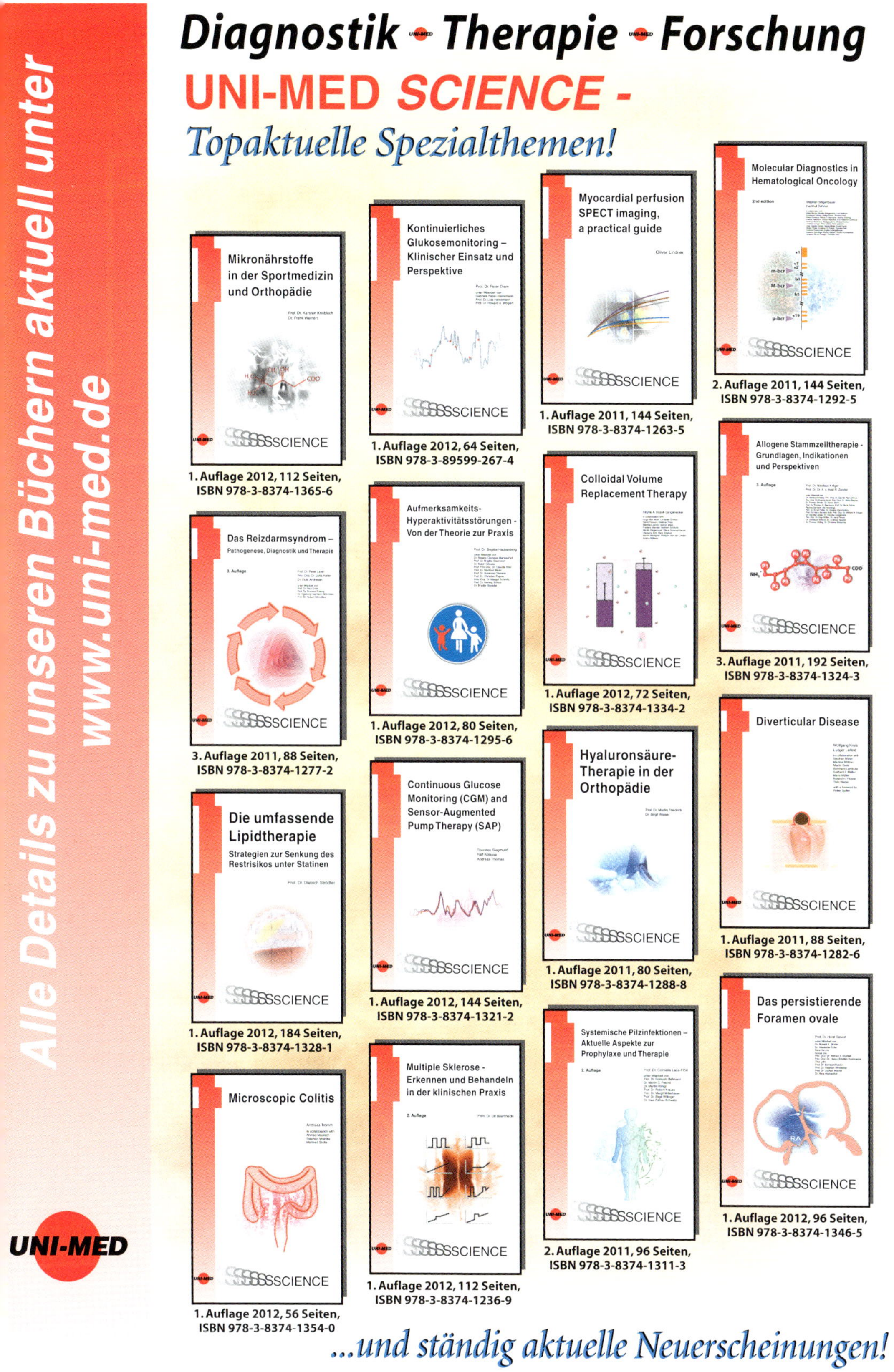
Alle Details zu unseren Büchern aktuell unter
www.uni-med.de
UNI-MED
Diagnostik • Therapie • Forschung
UNI-MED SCIENCE -
Topaktuelle Spezialthemen!
Mikronährstoffe in der Sportmedizin und Orthopädie
1. Auflage 2012, 112 Seiten, ISBN 978-3-8374-1365-6
Das Reizdarmsyndrom – Pathogenese, Diagnostik und Therapie
3. Auflage 2011, 88 Seiten, ISBN 978-3-8374-1277-2
Die umfassende Lipidtherapie
Strategien zur Senkung des Restrisikos unter Statinen
1. Auflage 2012, 184 Seiten, ISBN 978-3-8374-1328-1
Microscopic Colitis
1. Auflage 2012, 56 Seiten, ISBN 978-3-8374-1354-0
Kontinuierliches Glukosemonitoring – Klinischer Einsatz und Perspektive
1. Auflage 2012, 64 Seiten, ISBN 978-3-89599-267-4
Aufmerksamkeits-Hyperaktivitätsstörungen - Von der Theorie zur Praxis
1. Auflage 2012, 80 Seiten, ISBN 978-3-8374-1295-6
Continuous Glucose Monitoring (CGM) and Sensor-Augmented Pump Therapy (SAP)
1. Auflage 2012, 144 Seiten, ISBN 978-3-8374-1321-2
Multiple Sklerose - Erkennen und Behandeln in der klinischen Praxis
1. Auflage 2012, 112 Seiten, ISBN 978-3-8374-1236-9
Myocardial perfusion SPECT imaging, a practical guide
1. Auflage 2011, 144 Seiten, ISBN 978-3-8374-1263-5
Colloidal Volume Replacement Therapy
1. Auflage 2012, 72 Seiten, ISBN 978-3-8374-1334-2
Hyaluronsäure-Therapie in der Orthopädie
1. Auflage 2011, 80 Seiten, ISBN 978-3-8374-1288-8
Systemische Pilzinfektionen – Aktuelle Aspekte zur Prophylaxe und Therapie
2. Auflage 2011, 96 Seiten, ISBN 978-3-8374-1311-3
Molecular Diagnostics in Hematological Oncology
2. Auflage 2011, 144 Seiten, ISBN 978-3-8374-1292-5
Allogene Stammzelltherapie - Grundlagen, Indikationen und Perspektiven
3. Auflage 2011, 192 Seiten, ISBN 978-3-8374-1324-3
Diverticular Disease
1. Auflage 2011, 88 Seiten, ISBN 978-3-8374-1282-6
Das persistierende Foramen ovale
1. Auflage 2012, 96 Seiten, ISBN 978-3-8374-1346-5
...und ständig aktuelle Neuerscheinungen!

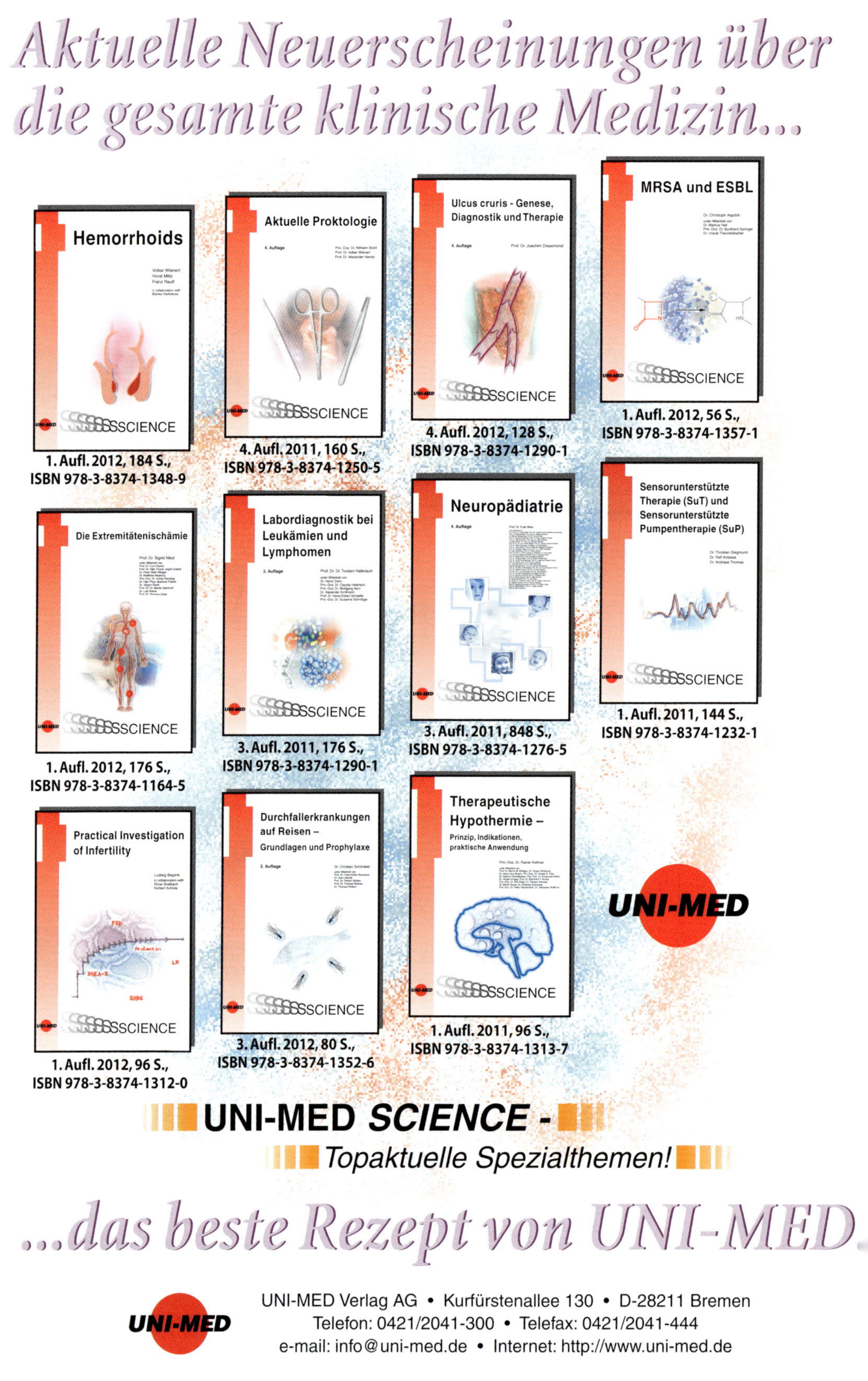
Aktuelle Neuerscheinungen über die gesamte klinische Medizin...
Hemorrhoids
1. Aufl. 2012, 184 S., ISBN 978-3-8374-1348-9
Aktuelle Proktologie
4. Aufl. 2011, 160 S., ISBN 978-3-8374-1250-5
Ulcus cruris - Genese, Diagnostik und Therapie
4. Aufl. 2012, 128 S., ISBN 978-3-8374-1290-1
MRSA und ESBL
1. Aufl. 2012, 56 S., ISBN 978-3-8374-1357-1
Die Extremitätenischämie
1. Aufl. 2012, 176 S., ISBN 978-3-8374-1164-5
Labordiagnostik bei Leukämien und Lymphomen
3. Aufl. 2011, 176 S., ISBN 978-3-8374-1290-1
Neuropädiatrie
3. Aufl. 2011, 848 S., ISBN 978-3-8374-1276-5
Sensorunterstützte Therapie (SuT) und Sensorunterstützte Pumpentherapie (SuP)
1. Aufl. 2011, 144 S., ISBN 978-3-8374-1232-1
Practical Investigation of Infertility
1. Aufl. 2012, 96 S., ISBN 978-3-8374-1312-0
Durchfallerkrankungen auf Reisen – Grundlagen und Prophylaxe
3. Aufl. 2012, 80 S., ISBN 978-3-8374-1352-6
Therapeutische Hypothermie – Prinzip, Indikationen, praktische Anwendung
1. Aufl. 2011, 96 S., ISBN 978-3-8374-1313-7
UNI-MED
UNI-MED SCIENCE -
Topaktuelle Spezialthemen!
...das beste Rezept von UNI-MED
UNI-MED
UNI-MED Verlag AG • Kurfürstenallee 130 • D-28211 Bremen
Telefon: 0421/2041-300 • Telefax: 0421/2041-444
e-mail: info@uni-med.de • Internet: http://www.uni-med.de